可随身携带的急救手册　可随时求助的急救医生
一看就懂，一学就会　化解危急，拯救生命

急救手册

陈娟　编译

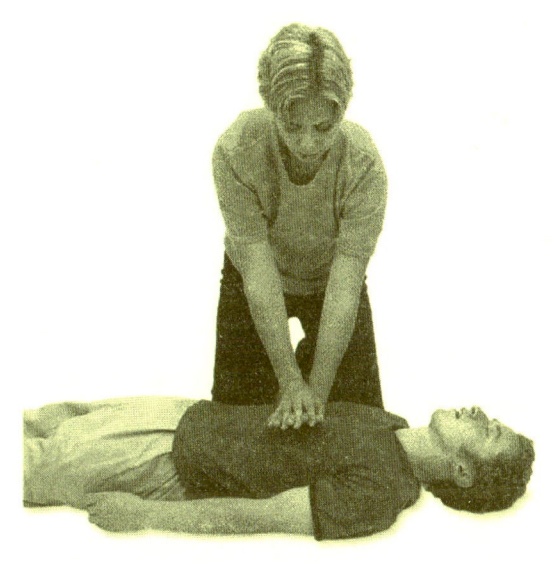

光明日报出版社

图书在版编目（CIP）数据

急救手册 / 陈娟编译 . -- 北京：光明日报出版社，2012.6（2025.1 重印）
ISBN 978-7-5112-2367-8

Ⅰ . ①急… Ⅱ . ①陈… Ⅲ . ①急救 - 手册 Ⅳ . ① R459.7-62

中国国家版本馆 CIP 数据核字 (2012) 第 076429 号

急救手册

JIJIU SHOUCE

编　译：陈　娟	
责任编辑：李　娟	责任校对：华　胜
封面设计：玥婷设计	封面印制：曹　诤

出版发行：光明日报出版社
地　　址：北京市西城区永安路 106 号，100050
电　　话：010-63169890（咨询），010-63131930（邮购）
传　　真：010-63131930
网　　址：http://book.gmw.cn
E - mail：gmrbcbs@gmw.cn
法律顾问：北京市兰台律师事务所龚柳方律师

印　刷：三河市嵩川印刷有限公司
装　订：三河市嵩川印刷有限公司

本书如有破损、缺页、装订错误，请与本社联系调换，电话：010-63131930

开　本：170mm×240mm			
字　数：160 千字		印　张：10	
版　次：2012 年 6 月第 1 版		印　次：2025 年 1 月第 4 次印刷	
书　号：ISBN 978-7-5112-2367-8			
定　价：35.00 元			

版权所有　翻印必究

前 言

现实生活中，意外情况常常让人防不胜防：不小心割伤手指导致出血，扭伤或骨折，烫伤，突然晕厥，心绞痛突然发作，儿童不慎吞下异物，车祸、火灾等特殊事故导致重伤……这些情况都需要急救，及时地实施急救会帮助伤者缓解疼痛，防止更严重的情况发生，避免后遗症，甚至是挽救一条生命！

要有效地对伤病者实施急救，必须掌握科学的急救知识和方法，这可以通过专门的急救课程的培训来达到，也可以通过阅读书籍来学习。另外，非常重要的一点是急救人员要在突发事件面前能沉着、冷静，反应迅速。

本书旨在帮助毫无急救经验的读者迅速掌握相关的科学急救方法，是一本非常适合居家、办公、外出旅行时的急救指南。当遇上问题而无法获得专业人员救助时，读者可以通过查阅本书迅速得到所要用的知识。

书中内容丰富，介绍了严重事故的急救，重伤和危险情况下的急救，家庭常见事故急救，以及检查生命迹象和生命迹象出现问题时的急救方法。帮助读者在各种各样的意外伤害事件和突发急症场景下敏捷地做出反应，实施科学而有效的急救措施。为避免急救时操作失误导致更严重的情况发生，书中在介绍严重事故的急救措施时，用清晰的图案和文字标示出了什么能做，什么不能做。

　　同时，书中清晰的图文编排，易懂的文字介绍，急救的重要提示让读者一看就懂，一学就会，并可以立即派上用场，有效地帮助处于危险状况下的伤病者。当然，如果你能未雨绸缪，在平时常常翻阅此书，学习书中介绍的种种急救知识，那么在紧急时刻，你会更从容。

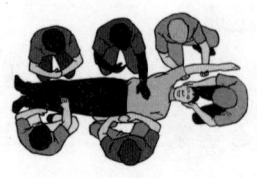

目 录

第1章 急救基本知识

什么是急救 1
急救工具 2
家庭小药箱 3

第2章 生命迹象与急救措施

生命迹象 7
    呼吸顺畅 7
    循环系统 10
急救措施 11
    人工呼吸 11
    胸部按压 14
    二人轮流对伤者实施人工呼吸 17
    使伤者处于有利于恢复呼吸的状态 17
    伤者大量出血时如何按压伤口 19

第3章 严重事故中的急救

处理原则与职责 25
    急救人员的职责 25

紧急事故的处理措施 26
　　特殊事故和伤害 28
　　紧急事故处理须知 29
艾滋病毒的危险 29
搬动伤者 31
　　何时需要搬动伤者 31
　　搬动伤者的基本规则 32
　　现场只有一个急救人员 34
　　现场有两个急救人员 38
　　现场有两个以上的急救人员 43
脱去伤者身上的衣物 46
　　脱去伤者的外套 46
　　脱去伤者的袜子 49
　　脱去伤者头上的安全帽 50

第4章　重伤与危险情况下的急救

流血 53
　　体外流血 53
　　体内出血 58
呼吸障碍 58
　　窒息 59
　　哽住 59
　　溺水 66
　　吸入大量烟雾或煤气 66
　　因被勒压导致呼吸困难 68

烧伤 **69**
   烧伤原因 69
   烧伤度 69
   烧伤面积 71
   衣物着火造成的烧伤 71
   高温烧伤与烫伤 73
   化学药剂烧伤 74
   眼睛被化学药剂烧伤 75
   电烧伤 77

循环系统障碍 **78**
   循环系统及其作用 78
   心绞痛 79
   心搏停止 80
   心脏病 82
   休克 84

挤压伤 **87**
   时间的重要性 88

脱臼 **88**
   肩关节脱臼 89

体温异常 **90**
   中暑 90
   中暑衰竭 91
   体温过低 92
   冻伤 94

骨折 **95**
   骨折的原因、部位与症状 95

固定和处理骨折部位 96
　　闭合骨折和开放骨折 97
　　颈部骨折 99
　　脊柱骨折 101
肌肉拉伤 103
　　常见的肌肉拉伤 103

第5章　家庭常见事故的急救

身体疼痛 106
　　背痛 106
　　头痛 106
　　耳痛 108
　　痛经 108
　　鼻窦痛 109
　　牙痛 110
被动物叮咬造成的伤害 111
　　被猫、狗和人咬伤 111
　　被蛇咬伤 111
　　被昆虫叮咬受伤 113
　　被昆虫蜇伤 113
眼圈瘀青 114
流血 115
　　轻微的刀伤、割伤和擦伤引起的流血 116
　　流鼻血 117
　　牙龈出血和牙槽出血 118
烧伤 120
　　轻微烧伤与烫伤 120

太阳灼伤 120
晕厥 **121**
发热 **122**
异物 **123**
　　耳朵里的异物 123
　　眼睛里的异物 124
　　鼻子里的异物 125
　　碎片 126
恶心与呕吐 **127**
　　旅行病 128

第6章　敷料、绷带和悬带

敷料 **129**
　　创可贴（自粘敷料） 131
　　片状消毒敷料 131
　　纱布敷料 132
　　简易敷料 133
绷带 **134**
　　绷带卷 135
　　如何使用绷带卷 137
　　三角绷带 141
悬带 **145**
　　手臂悬带 145
　　托臂悬带 146

第1章

急救基本知识

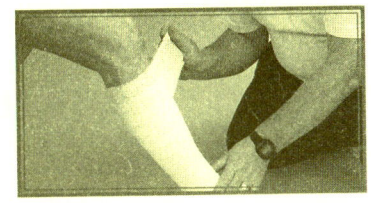

什么是急救

急救就是在救护车、医生或其他专业人员到达之前,给伤者或突发疾病者施行及时帮助和治疗的一种治疗救护措施。

急救的目的

- 确保生命安全。
- 控制伤病情况的变化。
- 促进康复。

急救人员

急救虽然是一项建立在专业的知识、训练和经验基础之上的技能，但按照本书的指导去做，大多数人也能掌握其中的方法。尤其是在一些紧急情况下，没有专业急救人员在场时，利用本书的知识，你可以及时地为伤者送去必要的帮助。

急救人员的责任

- 迅速稳妥地判断整个情况，及时寻求专业帮助。
- 保护伤者和其他在场者，尽可能消除潜在的危险。
- 尽自己所能判断伤者的伤情和病情。
- 尽早给伤者进行适当治疗，从最严重的伤者开始。
- 安排伤者去医院或回家。
- 陪伴伤者直到专业医疗人员的到来。
- 向专业医疗人员介绍情况，如果需要应提供进一步帮助。
- 尽可能防止与伤者交叉感染。

急救工具

急救工具可以从药店购买。当然，自己制作也非常简单。急救工具必须放在合适的塑料容器里，例如一个大且质量好的、盖子结实的箱子。这既便于在旅行时携带，也可以把急救工具装在里面，放在家里。

以下列出一些你可能需要常备的急救工具。

- 用来包扎伤口的、密封的、消毒的片状敷料，大小各两个。
- 1包消毒的、密封的大创可贴。
- 1包不同尺寸的、消毒的、密封的创可贴。

- 2包密封的包扎伤口的纱布，每包10块，每块面积10平方厘米。
- 1卷宽2.5厘米的弹性绷带或人造纤维黏性带。
- 1卷用来包扎水疱或大片擦伤的消毒的、涂有石蜡的纱布。
- 3个固定骨折和扭伤伤口的三角绷带。
- 4个大的、未缝合的薄纱绷带。
- 2包清洗伤口用的消毒药棉。
- 2卷清理伤口或制作棉垫用的一般棉织品。

家庭小药箱

不论是处方药还是非处方药都应该放在家中安全的地方，孩子够不着的、阴凉干燥的壁橱是个理想的地方，同时还应该给药箱上一把孩子不能打开的锁。只有急救用的东西才放在药箱里，药品应该有序地放在药箱里，而不能随便扔在各个角落。如果药品长时间未使用或近期不会使用，要妥善保存。

药箱里的必备物

- 紧急电话：医生的、医院的和当地药店的电话。
- 急救工具。
- 处方药与非处方药。

常见伤病与对应的治疗药物

伤害	治疗药物
被昆虫叮咬	氢化可的松乳膏
冻伤	减充血滴鼻剂，抗组胺剂药片

伤害	治疗药物
割伤和擦伤	抗菌膏或抗菌溶液
便秘	腹泻药：渗透性物（如：镁乳），润滑物（如：甘油栓剂）
腹泻	含有高岭土抗腹泻药物（如：洛哌丁胺胶囊）
发热	降体温药物：阿司匹林，对乙酰氨基酚（儿童用对乙酰氨基酚溶剂）
咽喉痛	咽喉止咳糖和抗菌漱口药
太阳晒伤和疹子	消炎乳膏：炉甘石洗剂，氢化可的松乳膏

药物使用指南

非处方药。这种药是直接从药店购买的，使用前要仔细阅读使用说明。

处方药。你可以直接向医生或药剂师咨询这种药的使用方法：

● 它们是否可以和酒精一起使用。

● 它们是否会引起瞌睡。

● 服用此药物后能否继续驾驶或操作机器。

● 它们是否可以和避孕药一起服用。

● 还有哪些药不能与该药品同时服用。

同时，必须确定：

● 什么时候服用，每天服用几次。

● 能否空腹服用，饭后多久服用。

常用药品一览表

止痛剂 止痛药物，如阿司匹林、扑热息痛和纽诺芬。

！12岁以下的儿童不能服用阿司匹林，除非是在医生建议的情况下。

抗生素 这类药物有杀菌作用。可以内服也可以涂抹在伤口上。

！过量服用抗生素会引起过敏反应或产生抗生素免疫细菌。

抗惊厥药 这种药可以治疗癫痫症。

镇静剂 这种药可以安抚情绪，一般用于情绪低落的病人。

抗糖尿病药 这种药可以刺激人体产生胰岛素或代替人体的胰岛素。

抗腹泻药 这种药可以治疗腹泻。它们可以减慢肠道运动速度或使大便干燥。

抗呕吐药 这种药是用来治疗恶心和呕吐症状的。

抗组胺剂 这种药可以减少伤口肿胀，可以内服，治疗过敏、哮喘、昆虫叮咬、风疹等，也可以用来治疗旅行病。

！抗组胺剂可能导致瞌睡，如果与酒精同时服用会带来更大危险。

镇痉药 这种药可以阻止肌肉痉挛，放松肠道和肺部的肌肉，用来治疗各种痉挛。

巴比妥酸盐 这种药有止痛和镇静的作用，它可以使大脑活动减慢。

！经常使用巴比妥酸盐会对其产生依赖，所以要避免滥用。

苯二氮 参见下面的安定药。

皮质类固醇 这种药是用来减少体内或体外发炎症状的，通常包含在滴鼻剂、滴鼻喷雾（治疗哮喘）、氢化可的松乳膏、注射和口服液里。

！大量服用皮质类固醇会导致骨头缺钙，体重增加，皮肤出现斑点等症状。

利尿剂 这种药有助于排尿。

心脏血压药 洋地黄是用来治疗心脏衰竭、心律不齐和心跳加速等病的。治疗血压的药包括利尿剂。

轻泻药 这种药是有助于大便通畅的。它有3种作用方式：增加大便的体积；使大便软化和润滑；刺激肠道功能。

安定药 这种药是用来治疗有焦虑和沮丧症状的患者的。包括苯二氮类药（如安定）。

！如果服用安定药超过1个月，身体就会对其产生依赖。

第2章 生命迹象与急救措施

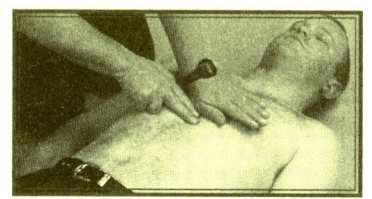

生命迹象

生命迹象是指伤者还有呼吸和脉搏。在紧急情况中,首先要检查的就是伤者是否有生命迹象,这包括:伤者呼吸道是否顺畅,是否能够正常呼吸;伤者血液循环是否正常。

呼吸顺畅

提供氧气的重要性

对于急救人员来说,最紧急和最重要的事情就是确保伤者呼吸顺畅或通过人工呼吸为伤者提供足够的氧气。在紧急情况中,没有比这更重要的了，因为人的大脑需要足够的氧气。在常温下，如果一个人无法吸入足够的氧气，那么在几分钟内就可能造成严重的大脑损伤甚至死亡。出现这种情况往往是因为伤者呼吸停止或呼吸通道阻塞造成的。因此，急救人员的首要任务就是要检查伤者是否还有呼吸。

检查伤者呼吸状况

可以使用多种方法来进行检测：1. 观察伤者胸部、腹部，确定它们是静止的还是在做有规律的起伏运动。2. 靠近伤者的嘴和鼻子，仔细听伤者是否有呼吸的声音。3. 用脸去感觉伤者是否有呼吸。

如果伤者呼吸正常，那么你就可以放心地去检查伤者的伤口了。如果伤者已经失去意识，并且在伤势不严重的情况下，可以让伤者处于最有利于恢复呼吸的状态，以确保伤者能够继续正常呼吸。

如果伤者已经没有呼吸

这就意味着伤者吸入氧气的活动已经停止，你必须为他提供氧气。如果伤者胸部和腹部仍在运动，而口鼻已经没有空气进出，那么可能是呼吸道梗阻，你必须为他清理呼吸道；紧接着要立即为伤者提供氧气，同时请求支援，确保已经叫了救护车。

打开呼吸道

1. 可能由于伤者头部所处的位置不当而导致呼吸道梗阻（a）。2. 调整伤者的头部姿势，可以用一只手压住伤者的前额，另一只手的两个指尖抬起伤者的下巴（b），这样一来就能够防止舌头梗阻呼吸道了。

第 2 章 生命迹象与急救措施

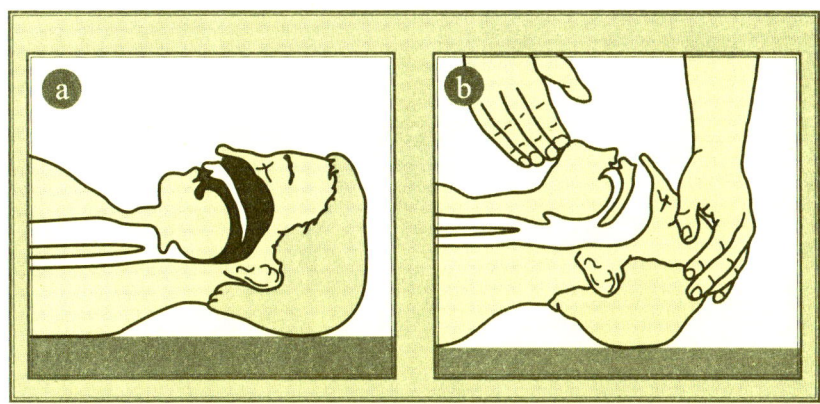

◆如果伤者仍然没有呼吸，肯定是呼吸道内部阻塞。

清除呼吸道异物

1. 将伤者的头转向一边，使其下巴向前，头顶向后仰（a）。
2. 清理呼吸道：将两个手指弯曲成钩状清除口腔内舌头以上部

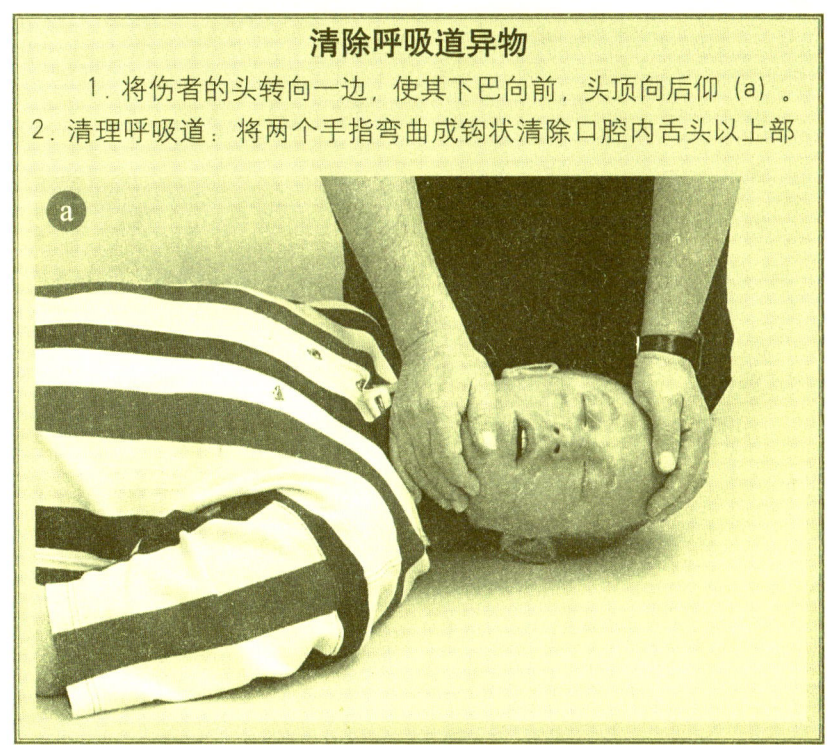

位,将所有异物清除出来(b)。3.再检查伤者呼吸。4.检查脉搏。

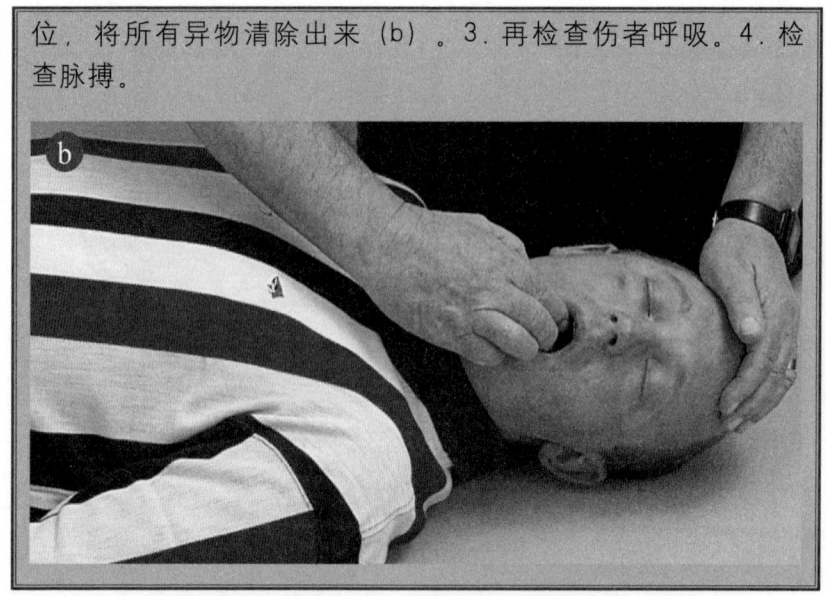

◆如果伤者仍然没有呼吸,肯定是呼吸道内部阻塞。

◆如果伤者仍然没有呼吸,立即进行人工呼吸。

◆如果伤者仍然没有呼吸和脉搏,立即开始人工呼吸并按压伤者的胸部。

循环系统

伤者的脉搏可以反映其循环系统的状况。脉搏是由心室收缩时血液泵入主动脉而产生的。脉搏的频率和稳定性不一,变化范围很大,时而缓慢、强劲有力,时而快速、微弱。快速、微弱的脉搏是休克的症状,但是这种症状很难被急救人员感觉到,尤其是在紧急情况下,急救人员自己的心跳都会加快,因此他的脉搏强度可能比伤者的脉搏强度大很多。

所以，要在正常部位检查伤者的脉搏，通常选择在手腕偏向大拇指的一侧，在距离手腕与手掌的边缘1.5厘米处（a）。不过以上方法得出的结果不一定完全准确，所以你应该感觉一下伤者的颈动脉来检查脉搏。颈动脉是流经喉部两侧的大动脉（b）。

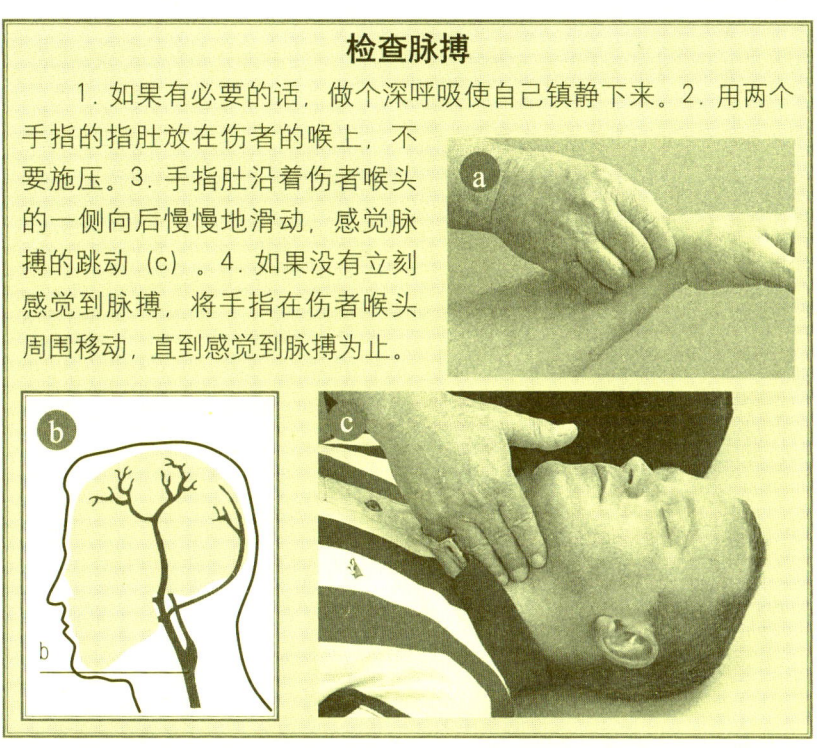

检查脉搏

1. 如果有必要的话，做个深呼吸使自己镇静下来。2. 用两个手指的指肚放在伤者的喉上，不要施压。3. 手指肚沿着伤者喉头的一侧向后慢慢地滑动，感觉脉搏的跳动（c）。4. 如果没有立刻感觉到脉搏，将手指在伤者喉头周围移动，直到感觉到脉搏为止。

急救措施

人工呼吸

对伤者进行人工呼吸的主要目的是为了及时给伤者提供氧气。因为你呼出的气体中仍含有足够的氧气，可供另外一个人使用。这样的"二手氧气"甚至能挽救生命。对伤者进行人工呼吸必须及时,并且确保你呼出的气体能够到达准确的位置——深入到伤者的肺部。

伤者在接受人工呼吸时,最基本的反应是他的肺会鼓起来。如果看不到伤者的胸部在你呼气时鼓起,吸气时瘪下去,那么你做的人工呼吸就没有成功;你应该按照治疗窒息的程序对伤者进行急救。

！在实施此项急救措施时应该小心。如果把呼吸道的阻塞物吹进了伤者的肺部深处,就会导致伤者死亡。

实施人工呼吸

1.检查伤者脉搏。2.如果伤者已经没有心跳了,立刻进行胸部按压。3.如果伤者还有脉搏,立刻清理伤者口腔里的异物。4.用一只手抬起伤者的下巴,同时使其头部向后仰。5.捏紧伤者的鼻子(a)。6.深吸一口气,张大嘴并用嘴封严伤者的嘴(b)。7.用力向伤者嘴里吹气,同时观察伤者的胸部是否鼓起(c)。8.一旦伤者胸部鼓起,继续注视伤者的胸部,看它是否会再瘪下去(d);完成呼气。然后用同样的方法快速对伤者进行4次呼气。9.再检查伤者的脉搏。10.重复步骤5～9,直到伤者恢复呼吸。

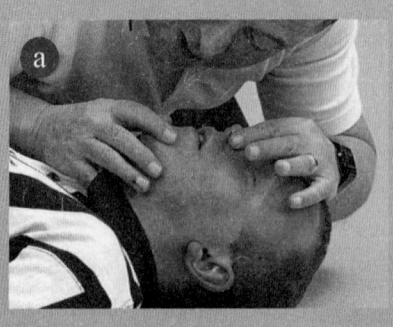
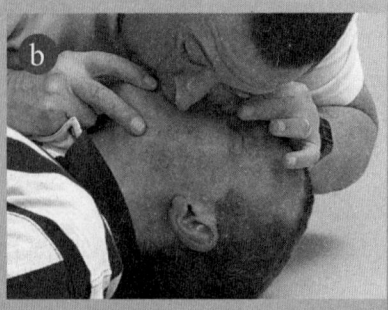

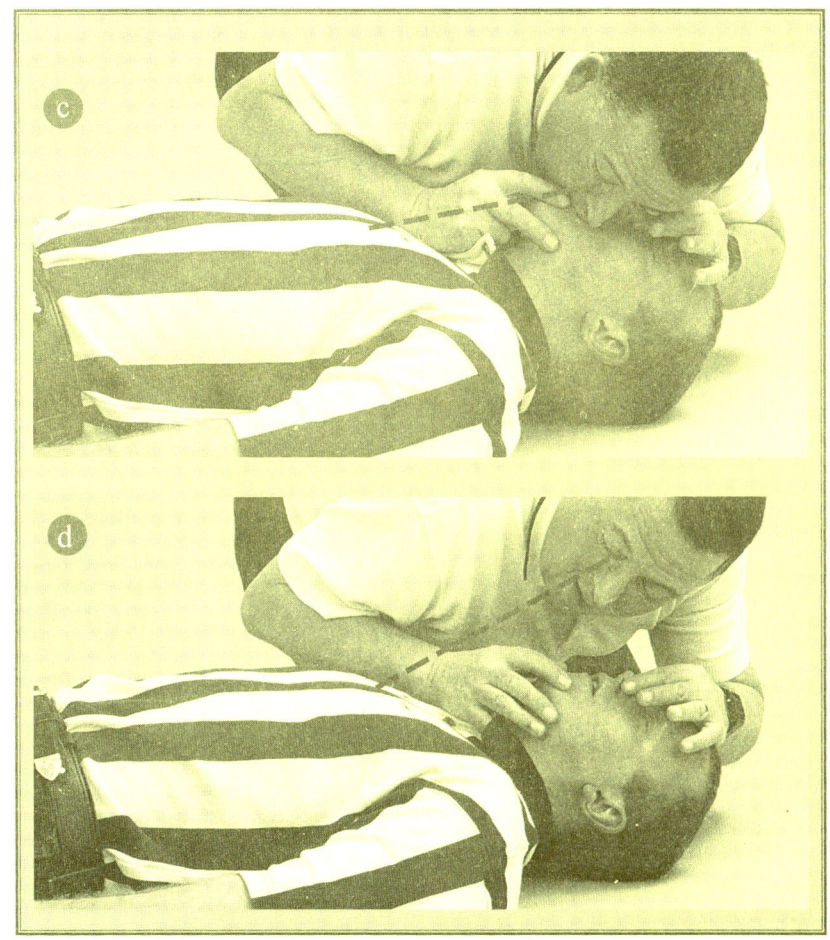

　　另一种不同于嘴对嘴的人工呼吸是嘴对鼻的人工呼吸。将伤者的嘴封紧然后往其鼻子内吹气，此时，也要封紧伤者鼻子四周，确保空气被有效地吹进鼻腔。

　　◆如果伤者的胸部没有鼓起，请作如下检查。

　　◆如果你完成这些步骤之后，伤者仍未恢复呼吸，肯定是伤者的呼吸道被异物梗阻了。

> **检查**
> 1.伤者的鼻子是否已经适时捏紧。2.伤者的嘴和鼻子周围是否封紧。3.你吹气的时候是否足够用力。

胸部按压

这一急救措施是在伤者没有脉搏的情况下实施的。胸部按压以前被称为"心脏外部按摩",其实这种说法并不准确。从胸部并不能对心脏进行按摩,只能够按压。

心脏(a)占据了胸腔的大部分空间,而胸腔又处于胸部前面的胸骨和后部的脊柱(b)及其周围的肌肉之间。由于胸腔前部通常是活动的,所以可以将胸骨和肋骨向后轻轻地按压。朝着脊柱方向垂直按压可以将心脏中的血液压至身体组织器官中。由于心脏有瓣膜这一机制能确保血液沿着一个方向流动,因而对心脏施加的压力可以使血液顺着循环系统流动,这与心脏自发跳动时的血液流动完全一致。

虽然胸部按压做起来困难,但是这种方式是让伤者血液循环恢复正常的最好方法。这时,只要有空气输入伤者肺部,那么伤

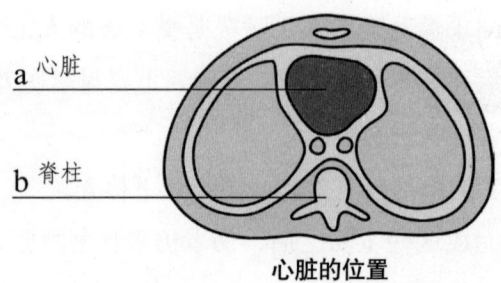

心脏的位置

者就很有可能立刻恢复健康的脸色，放大的瞳孔也会再次恢复正常，其他一些显示伤者复原的迹象也将随之出现。紧接着伤者就能够恢复心跳和呼吸。胸部按压必须配合人工呼吸才能奏效。因为该措施的目的就是为了恢复伤者的有氧血液循环，所以你必须为其提供氧气。

！该急救措施只能够由经过训练的急救人员来操作。只有在伤者的心跳完全停止的情况下，才能对其进行胸部按压。否则，原本微弱的心跳也会因此而停止。

！如果现场只有一个曾经接受过急救培训的急救人员，可以采取以下急救措施对伤者实施急救。

伤者恢复的迹象

● 伤者的肤色由青色、灰白色或紫色转为健康红润的颜色。

● 伤者恢复了脉搏。

实施胸部按压的急救措施

1. 使伤者平躺，急救人员双膝跪在伤者身旁。2. 找到伤者胸腔底部的肋骨，将一只手掌放到伤者胸骨上，离肋骨边缘大约两根

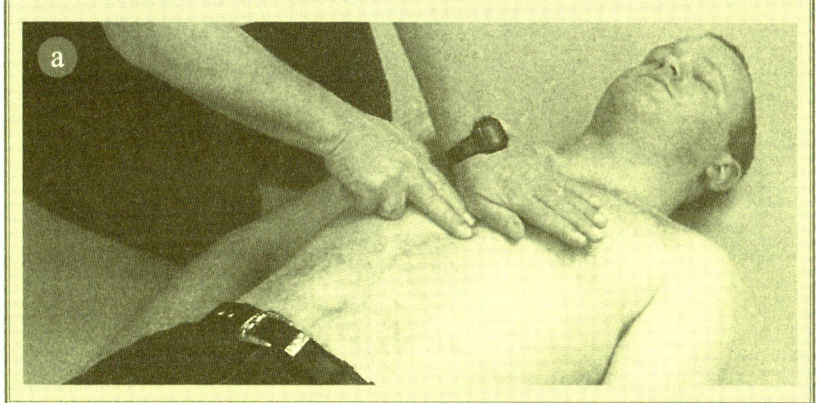

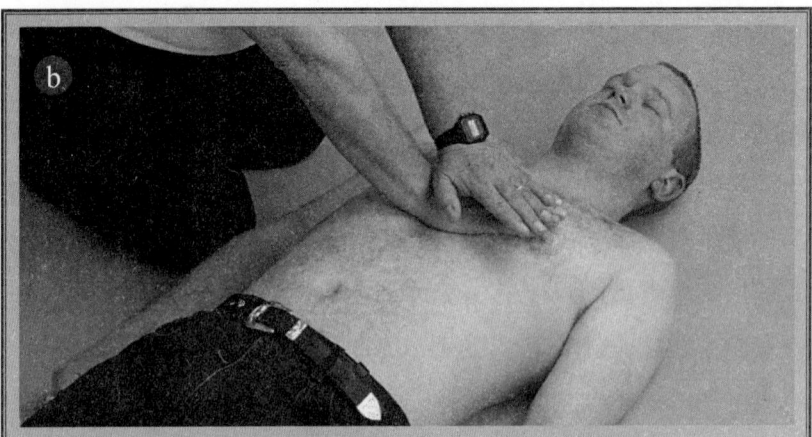

手指宽的距离(a)。3.另一只手压在这只手上,手指向上翘起。身体向前倾,使肩膀处于伤者胸部上方。手臂伸直(b)。4.垂直向下按压(c)。如果是伤者是成人,可以将他的胸壁向下压4~5厘米。如果伤者是儿童,将他的胸壁向下压2.5~4厘米就够了。像这样以稍快于每秒钟按压一次

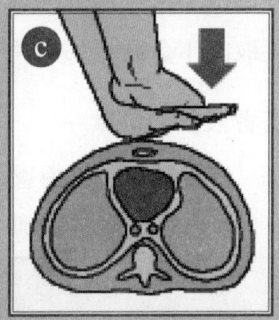

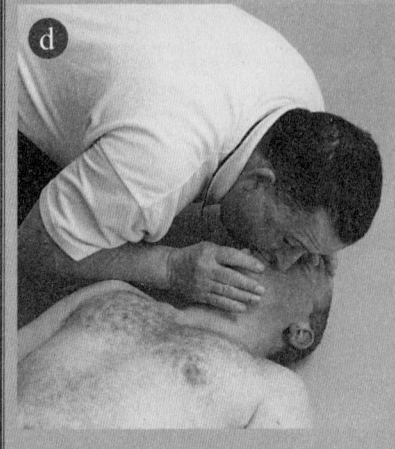

的频率按压15次。你可以一边按一边快速地数:1,2,3,…15。5.嘴对嘴地向伤者输入两次氧气(d),确保将空气吹进伤者肺部。6.切记观察伤者胸部的起伏。7.重复步骤4~5,直到伤者出现恢复迹象,或救援到达或你筋疲力尽为止。8.每3分钟检查一次伤者颈部的脉搏。

- 伤者开始呻吟或者身体开始有反应。
- 伤者可以自己自由呼吸,不需要急救人员继续做人工呼吸。

二人轮流对伤者实施人工呼吸

二人轮流对伤者实施人工呼吸比单独一个人实施更轻松、更有效,因为两个人可以互相配合,一边向伤者肺部吹气,一边对伤者进行胸部按压。对伤者进行5次胸部按压后需要输入一次氧气,这时可以由一个人负责对伤者进行胸部按压,另外一个人负责检查伤者的呼吸道,并对伤者进行嘴对嘴的人工呼吸,同时检查伤者的脉搏。如果急救时间很长,两个人还可以在中途交换任务。

！时间掌握很重要。胸部按压和人工呼吸不能同时进行。

使伤者处于有利于恢复呼吸的状态

将完全失去意识或处于半昏迷状态的伤者平放在地上是非常

具体步骤

1. 一个人负责清理伤者的呼吸道并确定伤者是否停止了呼吸。2. 为伤者输入氧气2次(a)。3. 检查伤者的脉搏。4. 另外一个人对伤者实施5次胸部按压(b)。5. 对伤者胸部按压5次后输入氧气1次。6. 重复步骤4~5,直到伤者复原或者救护车到达。7. 每2分钟检查一下伤者颈部的脉搏(c)。

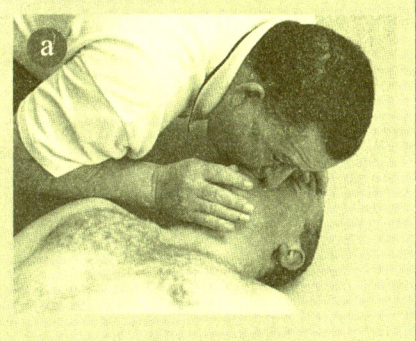

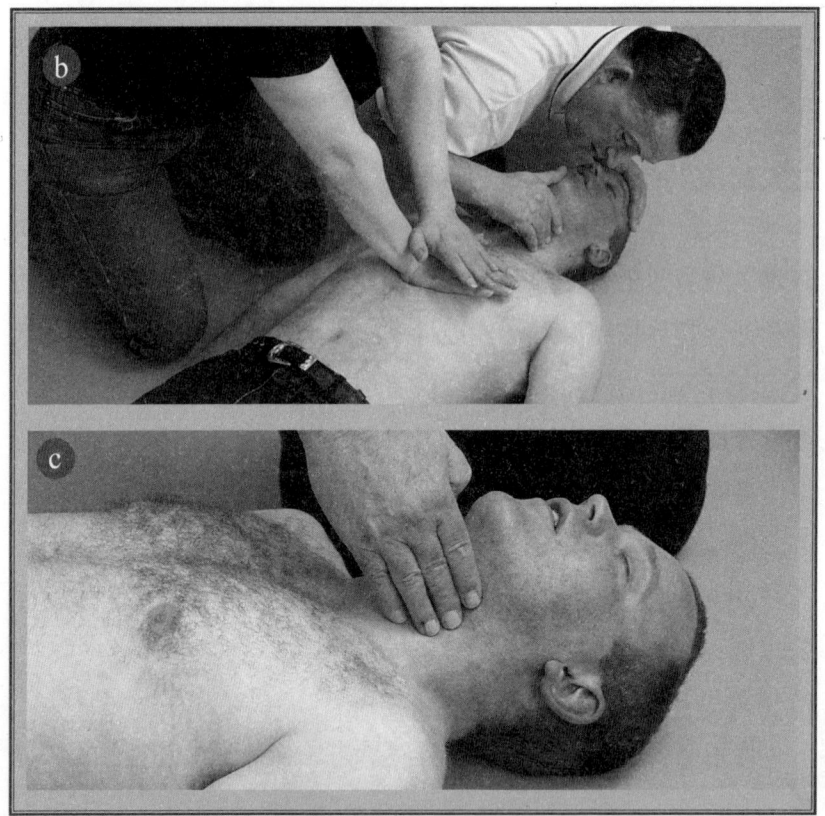

危险的，因为这时他的肌肉松弛，使得在正常情况下能保持呼吸道畅通的功能失效，所以这时应该使伤者处于有利于恢复呼吸的状态，避免因为一些不恰当的举措给昏迷中的伤者带来危险。

伤者可能遇到的危险

●伤者舌头向后蜷曲梗阻了喉咙，导致他无法吸入空气。

●血块、呕吐物等物质进入呼吸道，因为伤者昏迷时张开的喉咙在接触到异物时无法像未受伤时那样自动关闭。

●如果这些异物被伤者吸入体内会进一步梗阻呼吸道，导致

第 2 章 生命迹象与急救措施 19

更加严重或危险的情况。

日常生活中,人们常常由于不了解这些知识而造成了一些不必要的死亡,例如,让饮酒过量的人躺在地上导致其死亡等。

！在伤者没有昏迷或伤者脊柱受伤等情况下,不要使用以上急救措施。但是,如果伤者的呼吸道梗阻了,必须立即清除他呼吸道内的异物。如果遇到有人昏迷躺在地上,首先要做的就是检查他的呼吸道是否畅通。

伤者大量出血时如何按压伤口

在伤者流血不止的严重情况下,可以直接用衬垫或绷带按压

具体步骤

1. 急救人员跪在伤者身体一侧。2. 将伤者靠近你身体的那只手臂向上方弯曲(a)。3. 将伤者的另一只手臂绕过其胸部,并把手掌放在他的脸颊上(b)。4. 让伤者的那只手掌一直放在他

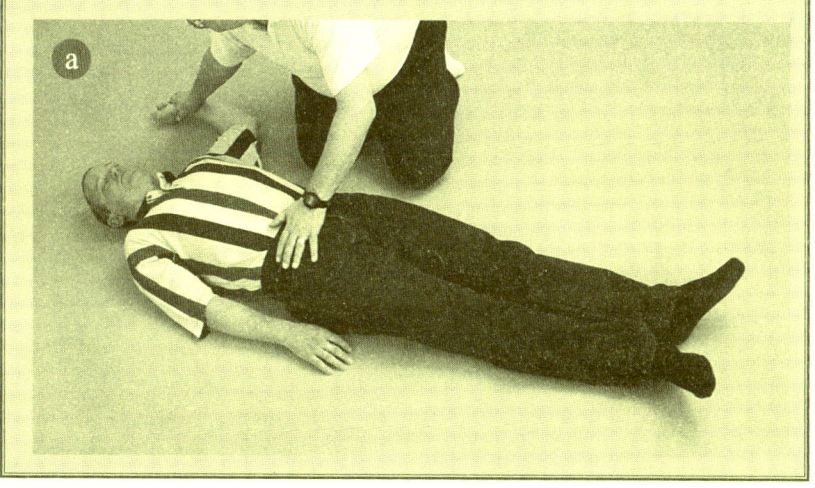

的脸颊上。将伤者离你身体远的那条腿膝盖弯曲(c)。5.轻轻地拉他的膝盖,使他转向你的身体(d)。6.伤者面向你侧身躺下后,把他弯曲的那条腿保持在他身体右侧(e)。7.轻轻地将伤者的头向后推,确保其呼吸道通畅,并检查伤者的呼吸状况(f)。

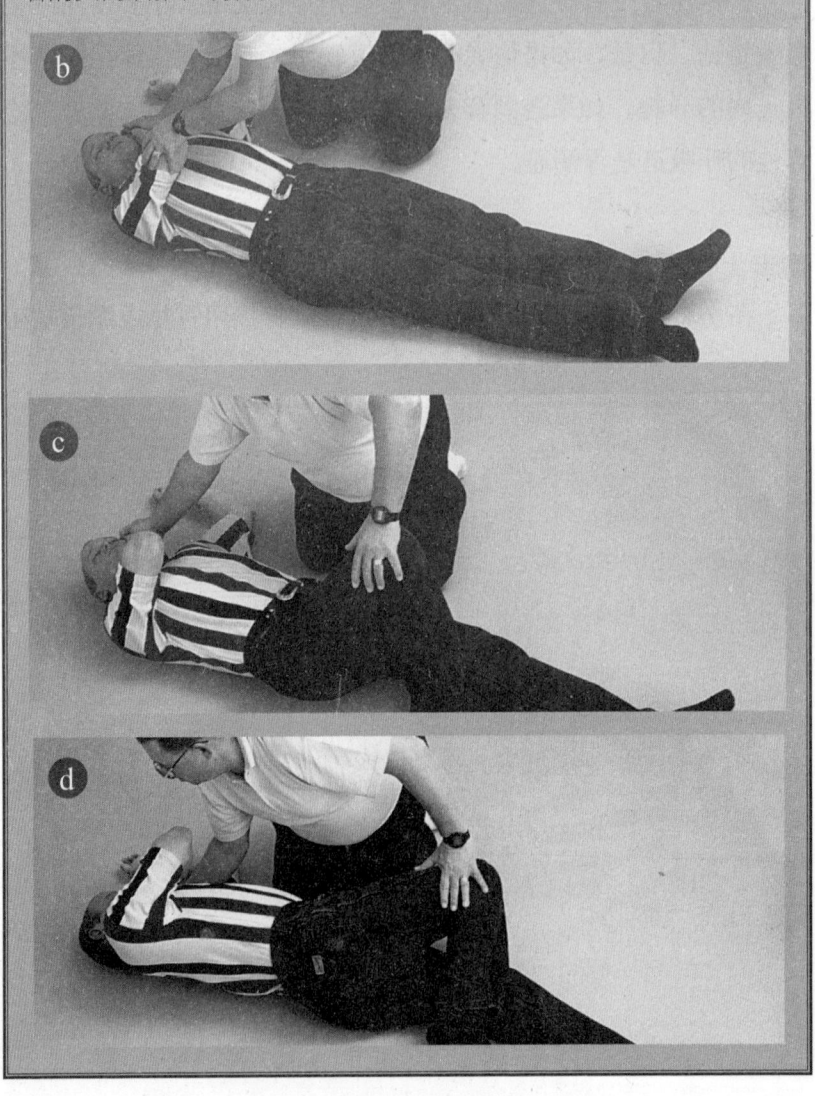

第 2 章 生命迹象与急救措施 21

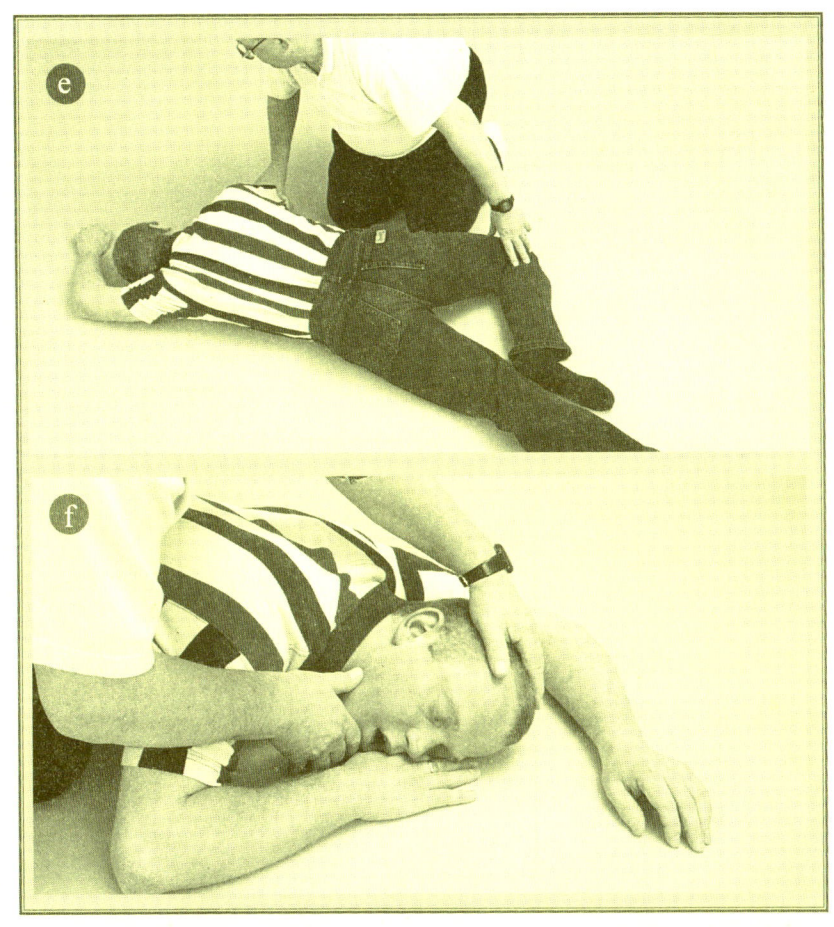

伤口，这样可能会使动脉暂时停止流血，但这是不得已而采用的方法。除此以外，可以采用间接按压伤口动脉的方法，这时伤口内的骨头也是挽救生命的关键，因为急救人员必须用力按压，把伤者的动脉固定在伤口内的骨头上才能止血。事实上，间接按压动脉的方法只能运用在手臂和腿的大动脉上。如果方法使用得当的话，该措施可以截断身体向四肢的血液输送。

最佳按压点

手臂的肱动脉（a）是顺着上臂的骨骼内侧向下流动的，所以最好的按压部位应该是上臂内侧下部。腿部的股动脉（b）是从腹股沟与骨盆交界处流向腿部的，因而腹股沟便是按压的最佳部位。

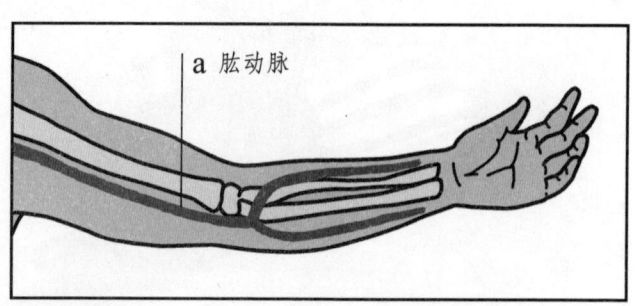

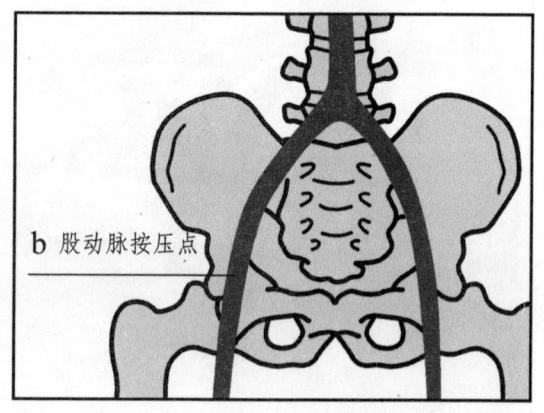

！每次切断动脉供血时间不要超过15分钟，否则可能会导致按压部位的组织死亡。

！千万不要使用止血带。

给手臂止血

1. 举起伤者受伤的手臂，高过伤者的头。2. 用你的手指紧紧压住伤者上臂内侧的肌肉，直到你感觉到伤者肌肉下的骨头（a），同时看到血流量明显减少为止。

给腿止血

1. 使伤者平躺，双膝微微弯曲。
2. 急救人员用手掌根部位牢牢按住伤者腹股沟处的动脉，如果知道动脉的确切位置的话，也可以用大拇指按压（b）。你必须用力按压，才能够止血。

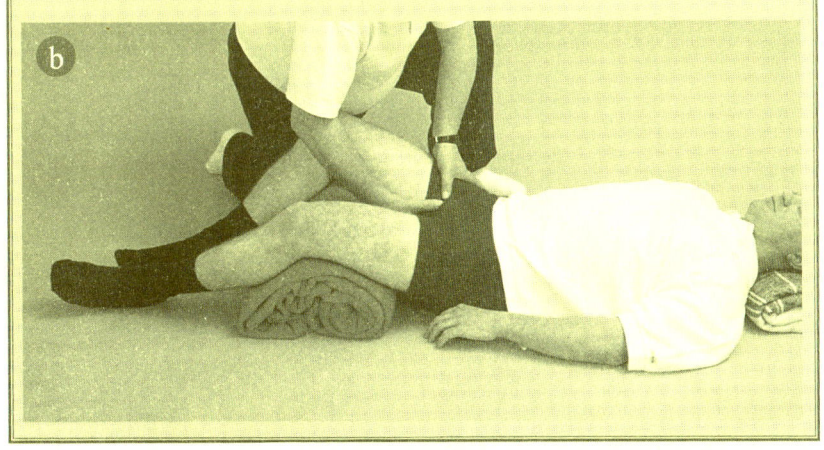

观察记录表

在等待救助人员到来之前填写此表，每10分钟做一次记录，这份记录对进一步的医疗救助有着重要的价值。在伤病者离开时，让医疗人员带走这份记录（见下页）。

日期	伤者姓名						
观察时间（每10分钟一次）		10	20	30	40	50	60
眼睛 测试反应时，观察其表现	自然地睁开眼 4 说话、呼吸时睁开眼 3 疼痛刺激时睁开眼 2 无反应 1						
语言 测试反应时，在伤病者耳边清晰、简洁地讲话	清楚地回答问题 5 言语表达混乱 4 使用不恰当的词汇 3 无法听懂的声音 2 无反应 1						
运动 应用疼痛刺激，捏耳垂或手背的皮肤	服从命令 3 对疼痛刺激有反应 2 无反应 1						

检查脉搏和呼吸（在表格内画"√"）							
观察时间（每10分钟一次）		10	20	30	40	50	60
脉搏（次/分钟） 测腕部脉搏或成年人颈动脉搏动处，婴儿手臂内侧。记录脉搏频率及性质，如弱、强，有规律、无规律等	>110 101～110 91～100 81～90 71～80 61～70 <60						
呼吸（次/分钟） 记录频率及性质，如半稳、急促、容易、困难等	>40 31～40 21～30 11～20 <11						

第 3 章
严重事故中的急救

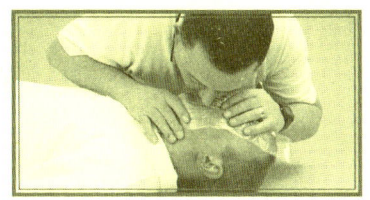

处理原则与职责

急救人员的职责

急救人员的职责包括以下几个方面（按先后顺序排列）。

- ●避免让自己受到伤害。
- ●确保伤者脱离险境，有必要的话可以移动伤者。
- ●检查伤者的状况，对其伤势做出诊断。
- ●有必要的话立即采取急救措施。

！只做力所能及的事。切记，随救护车前来的医务人员比外行的急救人员更专业。

！不要试图对伤者的状况进行过于详细的诊断。这样的诊断在伤者被送到医院后会由专业的医生来做。

！在处理轻微伤害时，不要对伤者使用绷带或其他不必要的东西，只需对伤者实施基本的急救措施即可。

紧急事故的处理措施

急救人员必须尽快检查伤者的伤势：确认是否已经濒临死亡或者处于更糟的状况下。

◆如果很难再有其他人经过现场，你必须先使伤者脱离危险，

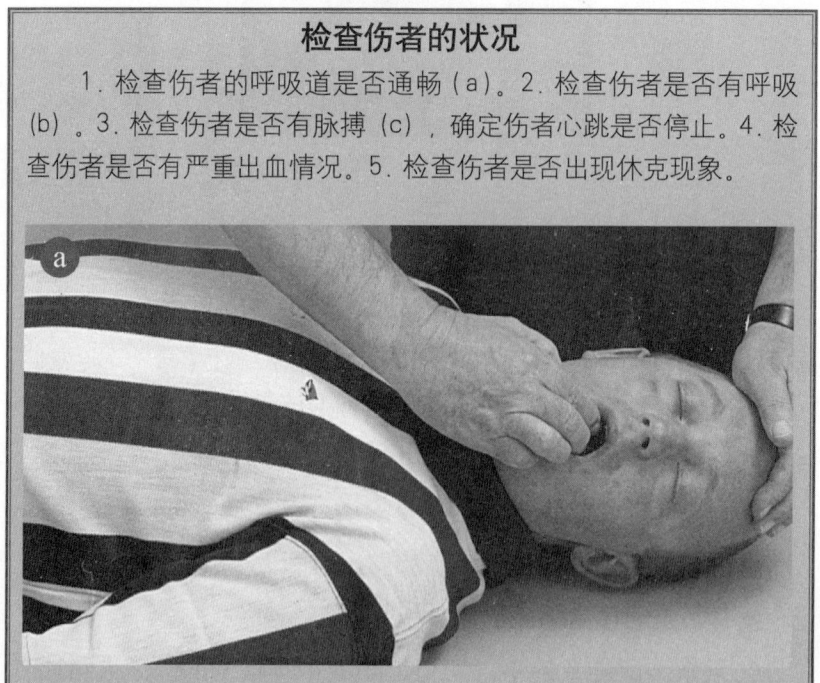

检查伤者的状况

1.检查伤者的呼吸道是否通畅（a）。2.检查伤者是否有呼吸（b）。3.检查伤者是否有脉搏（c），确定伤者心跳是否停止。4.检查伤者是否有严重出血情况。5.检查伤者是否出现休克现象。

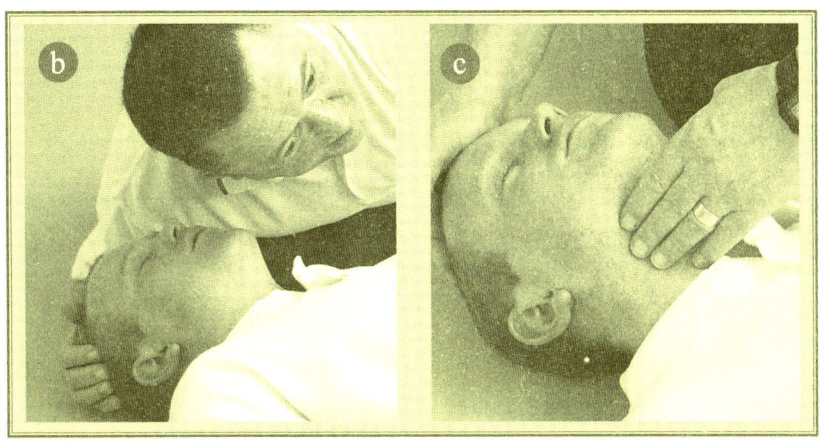

实施急救行动

1. 如果伤者呼吸道梗阻，立即清理呼吸道。2. 通过为伤者做人工呼吸为伤者输入氧气。3. 如果伤者心脏停止跳动，要立即进行胸部按压。4. 如果伤者大量出血，要立即止血。5. 如果伤者出现休克现象，要立即采取措施以防止出现更严重的休克现象。6. 在你确定伤者暂时没有生命危险或其他严重情况后，立即请求别人（如果当时有其他人在场的话）叫救护车。如果当时只有你一个人在现场，你应该先留下来检查伤者的状况，然后再等有人经过时求助或者自己拨打电话求助。7. 安抚伤者。尽力安抚尚有意识的伤者，使他保持清醒，告诉他救援很快就到、他会很快好起来，等等，让伤者充满希望。

然后再去寻求支援和饮水。

! 除非是严重烧伤的伤者可以喝一点水，否则不要让伤者进食和饮水。

! 除非是特殊需要，否则不要轻易移动伤者。

! 不要因为伤者伤势非常严重而恐慌地尖叫，做出一些不当行为。

! 避免引起尚有意识的伤者休克。

特殊事故和伤害

烧伤与烫伤

尽快脱去伤者身上燃着的衣物并用水冷敷烧伤部位，减轻烧伤和烫伤程度。滚烫的湿衣物仍然会烫伤伤者，所以必须在脱去之前用水将衣物冷却。

! 如果燃着的衣物粘在了伤者的皮肤上，不要强行脱去伤者衣物。

伤口感染

必须包扎好伤者暴露在外的伤口，以免引起感染。

昏迷的伤者

必须清理昏迷伤者的呼吸道。

骨折

为了避免引起伤者进一步骨折或拉伤肌肉组织，可以固定伤者受伤的腿，减少受伤部位的活动。

! 如果已经叫了救护车，就不要使用临时夹板来捆绑伤者的腿，因为救护人员会带来更专业的医疗设备。

体温

为伤者裹上毛毯，保持体温。

！不要用热水袋或过多的衣物包裹伤者，这容易导致伤者因体温过高而引起血管扩张、皮肤发红，甚至突然休克。

紧急事故处理须知

急救人员或其帮手在拨打120或请求其他援助时必须向对方提供以下基本信息：

- 拨叫方的电话号码，以便需要时再次联系。
- 事故发生的具体地点，越具体越好，例如在哪条路上或事故现场旁边有什么显著标记等。
- 事故的性质、严重程度和紧急程度等。
- 伤者的伤势情况。
- 伤者的年龄、性别等基本情况。
- 造成事故的危险品的名称，如煤气、电、化学物质等。

艾滋病毒的危险

当今时代，急救人员在对伤者实施急救时必须考虑到伤者可能是艾滋病毒携带者，会将病毒传染给急救人员。当然，遇到这种危险的概率是很小的，很少有人遇到下面的情况。

案例

- 专业医务人员一般情况下不会被携带艾滋病毒的患者感染。在被感染的病例中，大多是由于救护人员直接接触了伤者的血液。
- 在感染病例中，80%是外科医生在为来自艾滋病毒高发区的人做手术时，皮肤直接与感染者血液接触导致的。但即使直接接触了感染者血液也不一定会被感染。

急救人员遇到携带艾滋病毒的伤者的概率很小，即使真的遇到了这样的伤者，只要处理恰当也不会被感染。但是，一旦感染了艾滋病毒，后果将不堪设想，所以急救人员在进行急救时必须采取一些基本的预防措施。

预防措施

● 强烈建议急救人员不要直接接触伤者伤口溢出的血液或其他体液。当然，即使急救人员直接接触了艾滋病毒携带者的伤口或磨损处的血液，被感染的概率也很小。

● 虽然被感染的概率微乎其微，但是如果急救人员的皮肤沾

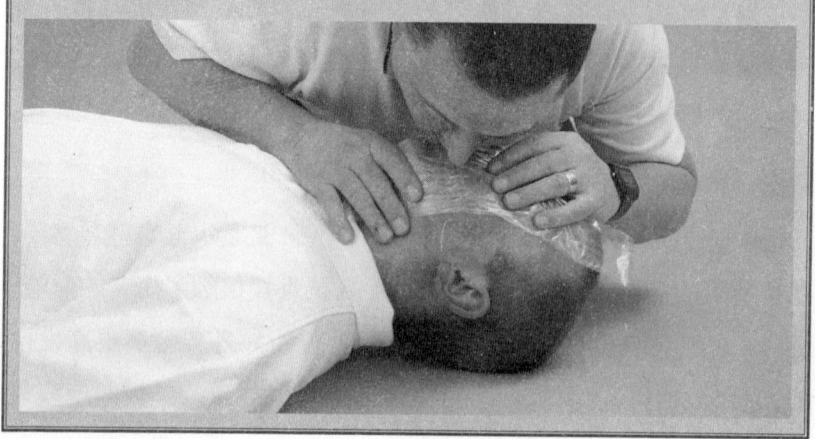

对面部有伤的艾滋病伤者实施急救

1. 在一个薄的聚乙烯塑料袋上切一个狭长裂缝。2. 将塑料袋放在伤者脸上，裂缝对准伤者的嘴巴。这样可以使急救人员在对伤者实施嘴对嘴的人工呼吸时不会接触到伤者的皮肤。3. 通过裂缝向伤者嘴里吹气，实施人工呼吸。

上了伤者的血液，也必须立刻把血液擦去并清洗皮肤。

● 急救人员必须注意，不要让伤者的血液溅到自己的眼睛里。虽然由于这个原因被感染的概率也很小，但是，艾滋病毒有可能穿过眼结膜进入眼睛内，所以一旦沾染了伤者血迹必须彻底冲洗干净。

● 不用担心对伤者实施人工呼吸时接触到伤者的唾液，因为艾滋病毒不会通过唾液传播。但是如果伤者口腔周围有血渍，就可能有危险。此时，必须先快速清洗伤者口腔周围，然后再实施人工呼吸。如果仍担心被感染，可以参见上一页中介绍的急救方法。

搬动伤者

急救人员在实施急救时首先应该做的就是保护好伤者的身体，让伤者的身体处于舒适位置。如果处理马虎，可能会导致伤者伤势恶化甚至带来生命危险。

何时需要搬动伤者

一般说来，只有在确实无法获得医务救援或伤者当时有生命危险时才能搬动伤者。如以下几种情况。

● 在车流量大的马路上，为避免造成交通阻塞。

● 在危险的建筑物里，如房屋着火或倒塌等。

● 在充满煤气或其他毒气的房间里，如充满一氧化碳的车库。

搬动伤者之前的准备工作

●如果不得不搬动伤者，急救人员必须首先判断一下伤者伤势的性质和严重程度，尤其是脖子和脊柱部位的伤。如果伤者的头部、脖子、胸部、腹部和四肢等部位受伤，必须用物体支撑住受伤部位再进行移动。

●如果无法确定（仍然有意识并能自由呼吸的）伤者的伤势严重程度，就按伤者被发现时的姿势来移动伤者。

！不要移动因挤压而受伤的伤者，否则会给伤者带来更大的伤害。

！在只有一个急救人员在场的情况下，尽量寻找外援，不要擅自移动伤者。

搬动伤者的基本规则

在伤者需要搬动的情况下，急救人员必须严格按照下面的步骤来搬动伤者。

基本规则

急救人员必须：

●靠近伤者。

●两脚分开，保持平稳站立。

●双膝弯曲，半蹲，不要弯腰（a）。

●背部挺直（b）。

●双手紧紧抓住伤者身体。

●双腿（而不是背）用力，将伤者背起，同时用肩膀支撑住

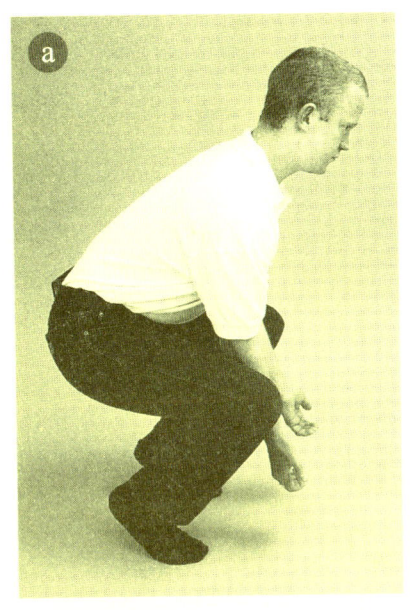 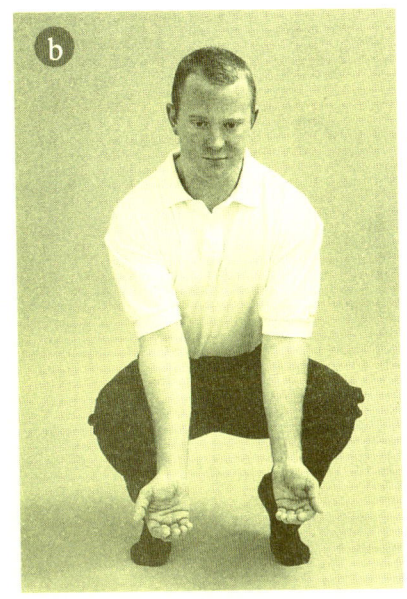

伤者的身体。

◆如果伤者身体向下滑,就让其轻轻滑落在地上,以免对伤者造成进一步伤害。

！不要阻止伤者下滑,否则可能会弄伤你的背。

！不要试图单独搬动体重过重的伤者,如果能获得帮助的话,最好几个人一起搬动伤者,可以避免对伤者造成额外的伤害。

注意事项

搬动伤者的方式很多。无论何时,使用这些方法时都必须注意以下要点:

● 寻找帮手。

- 确定伤者的身高和体重。
- 确定伤者需要被搬动的距离。
- 搬动伤者时要经过的地方的地形。
- 伤者伤势的类别及严重程度。

现场只有一个急救人员

拖动伤者

在伤者无法自己行走,也没有足够的人手抬伤者,又必须马上转移伤者的情况下可以采用以下措施。

拖动伤者

1. 将伤者的手臂在其胸前交叉(a)。2. 解开伤者身上的外套,卷到伤者头部下方(b)。3. 蹲在伤者身后,抓住他肩膀上的衣服,慢慢地拖动伤者(c)。

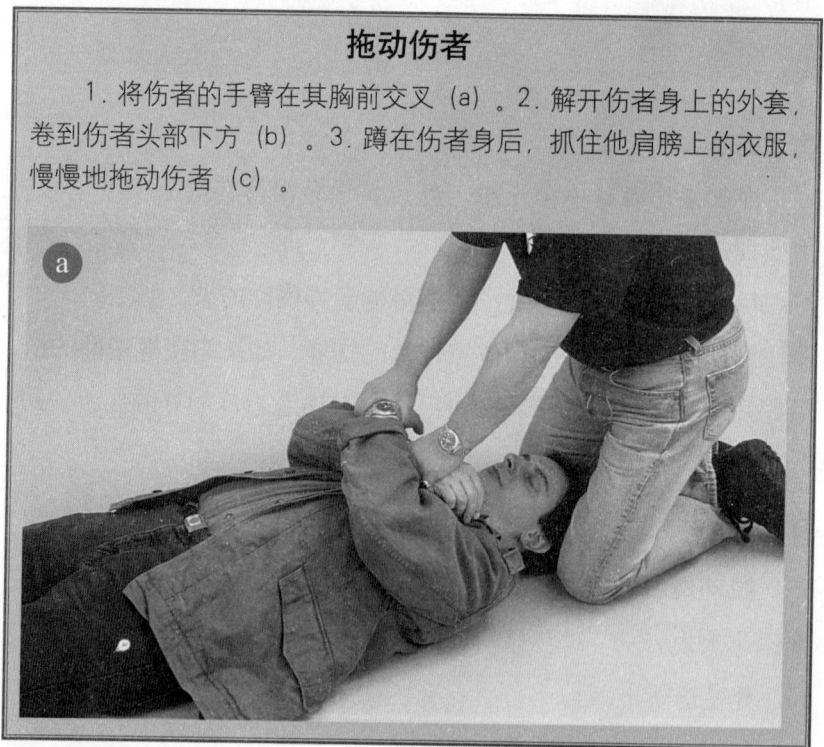

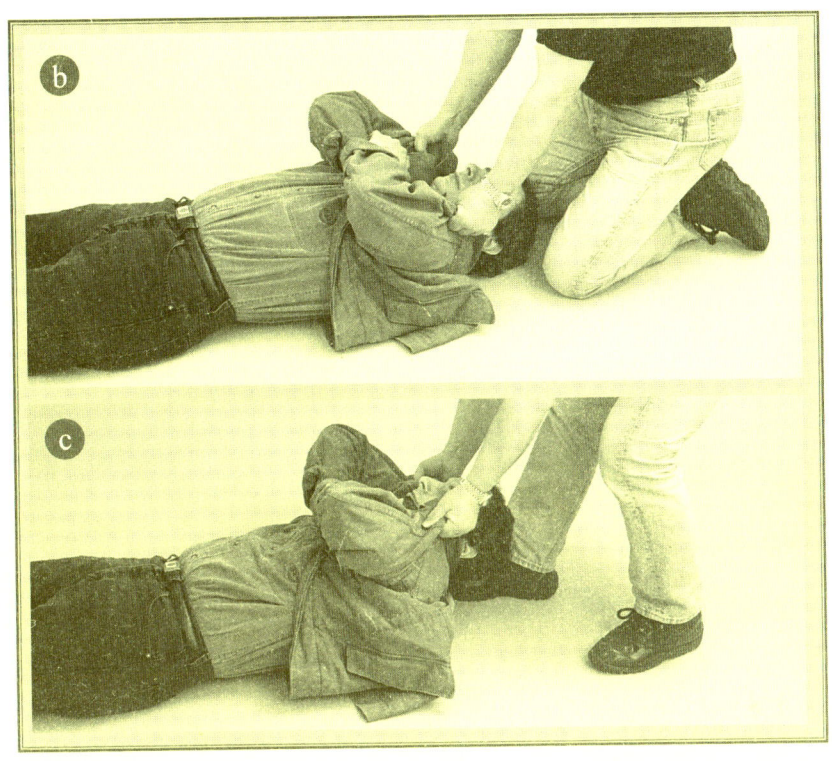

◆如果伤者没有穿外套，你可以两手顶住伤者的腋窝拖动他。

搀扶伤者

当伤者在旁人搀扶下可以自己行走时，采用以下方法。

！若伤者的上肢受伤，不能采用以上方法。

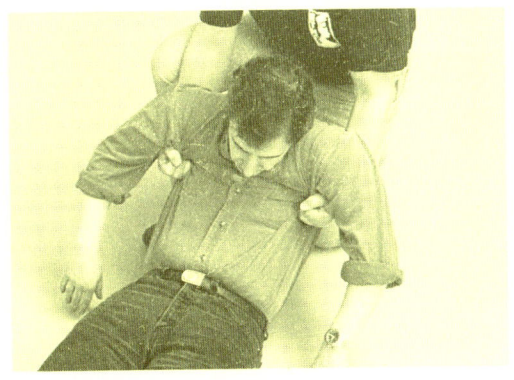

搀扶伤者

1. 站在伤者受伤的一侧。
2. 将伤者的一只手臂绕在你的脖子上,并抓住这只手。
3. 用你的另外一只手绕过伤者的腰,抓住伤者的衣服,搀扶伤者前进。

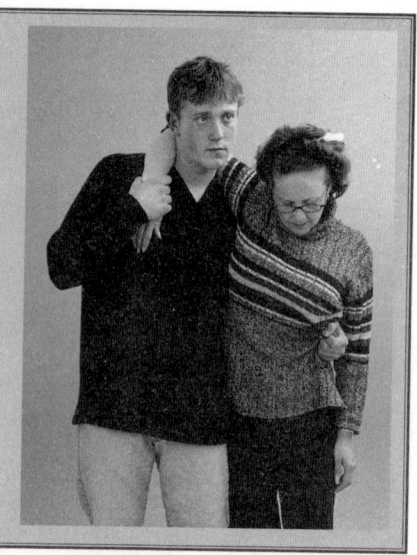

手呈摇篮状抱起伤者

这个方法只针对儿童或体重较轻的伤者。

抱起伤者

将一只手臂放在伤者腘窝处,另外一只手臂放在伤者后背上,抱起伤者。

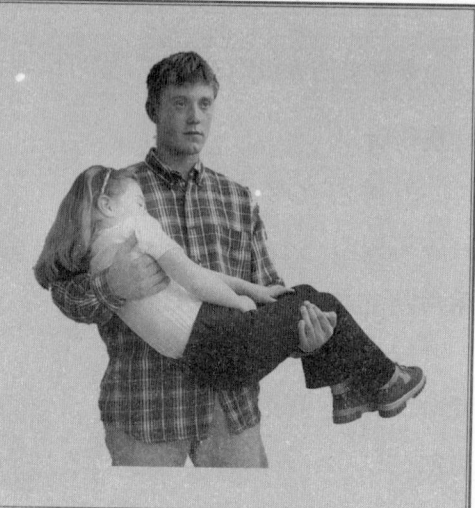

背起伤者

如果伤者仍有意识，体重较轻，并且有足够的力量支撑起上身趴在急救人员的背上，可以将伤者背到目的地。

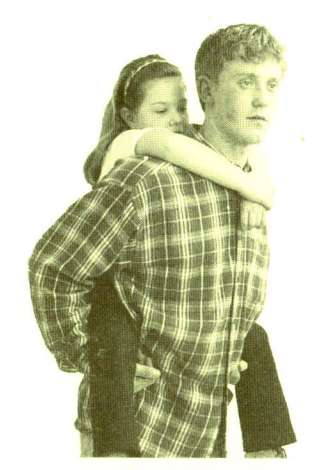

像消防人员扛升降机一样扛起伤者

如果急救人员无法采用以上方式，而又必须立刻转移伤者时，可以采用这个方法。这时不要求伤者有意识，但伤者必须是儿童或体重很轻者。

扛起伤者

1. 帮助伤者站立起来。
2. 用右手握住伤者腰的左侧(a)。
3. 膝盖弯曲，身体向前倾，小心地将右肩放在伤者的腹股沟下，将伤者的身体扛起来，并使之自然地从你的肩和背俯下去。用右臂从伤者腘窝处绕过去并握住(b)。
4. 站起身，调整伤者的姿态，让其平稳地趴在你的肩膀上(c)。

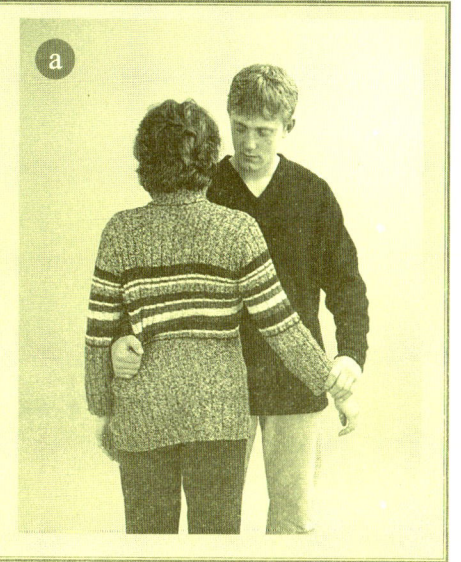

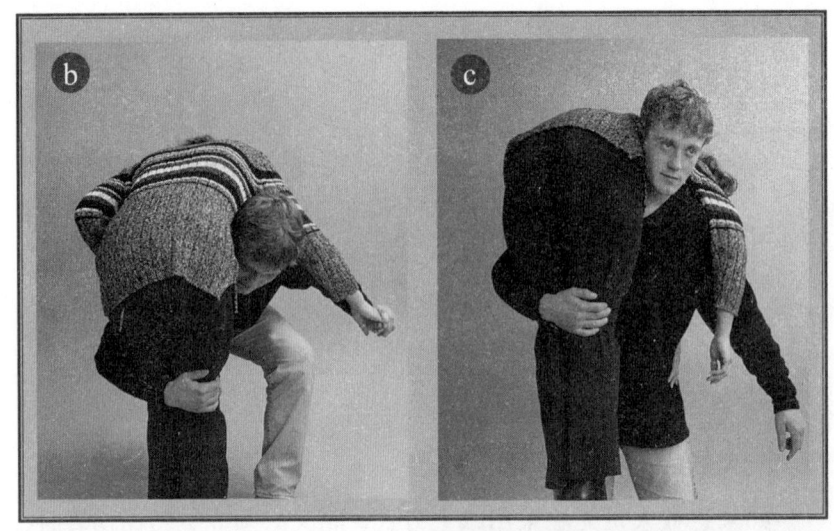

◆如果伤者无法站立，不得已时可以翻转他的身体，让他面部向下，并使他双膝跪地支撑住身体呈直立姿态。然后急救人员从正面靠近伤者，用两只手臂穿过伤者腋窝使他站立起来。

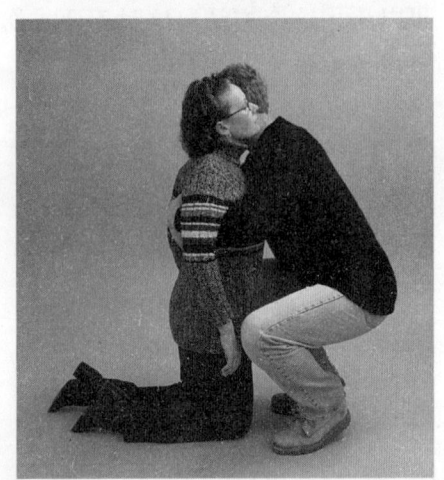

现场有两个急救人员

如果现场有两个急救人员，可以用手为伤者搭一个座椅来搬运。

四手"扶椅"

在伤者能够用手臂配合急救人员的情况下可以采用这种方法。

四手"扶椅"法搬动伤者

1. 两个急救人员分别用右手抓住自己的左手腕,左手抓住对方的右手腕(a)。2. 二人同时蹲下。3. 伤者坐在急救人员的手臂上,并用两只手臂搂住两位急救人员的脖子(b)。4. 两个急救人员同时站起身。5. 同时迈出位于外侧的一只脚,然后步调一致向前进。

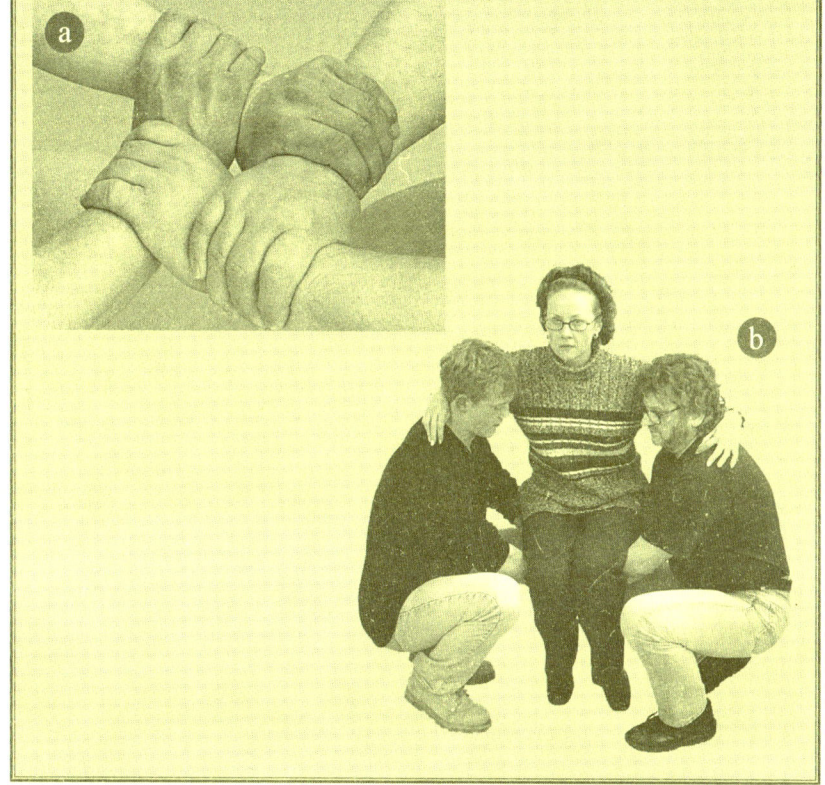

两手"扶椅"

在伤者手臂受伤、无法配合急救人员行动的情况下,通常可以采用这种方法。

两手"扶椅"法搬动伤者

1. 两个急救人员面对面蹲在伤者的两侧。2. 二人各伸出一只手臂，交叉放在伤者的背后，同时抓紧伤者的衣服（a）。3. 二人各自将另外一只手臂放在伤者大腿下，同时握紧对方手腕，轻轻抬起伤者（b）。4. 两位急救人员同时站起，并同时迈出外侧的一只脚，然后步调一致向前进。

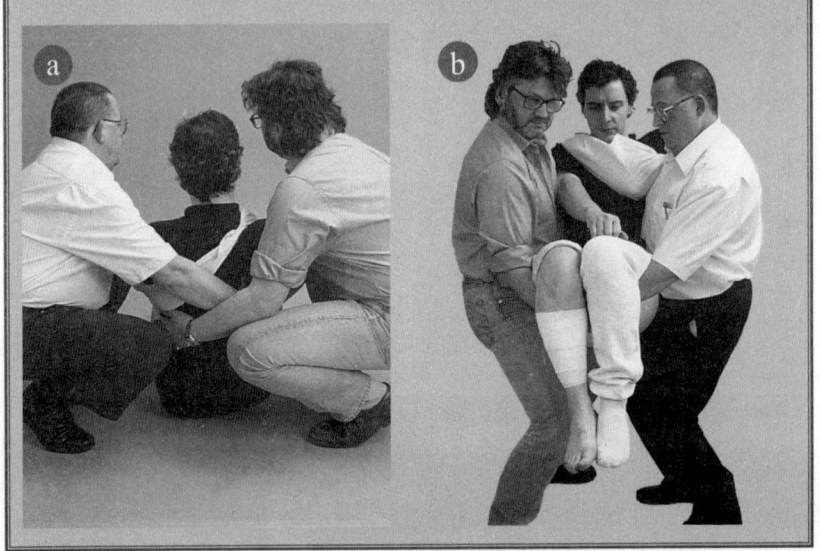

◆如果伤者没有穿可供急救人员抓握的衣服，必要时，可以互相抓住对方的手腕。

利用椅子搬运

如果需要将伤者搬动很长距离，或需要上下楼梯，那么使用椅子来搬动伤者是最合适的了。但是，该方法只适合有意识且伤势轻微的伤者。

用椅子搬动伤者

1. 确保椅子可以承受伤者的体重。2. 确保搬动途中没有任何障碍物。3. 用桌布或者大绷带将伤者的躯干和大腿固定在椅子上（a）。4. 两位急救人员分别站在椅子的前后位置。将椅子向后倾斜（离开地平面约30°角），然后抬起（b）。5. 一个急救人员支撑住椅背及伤者；另外一个面对伤者，抓住椅子前腿，顺着走廊或楼梯小心地往后移动。

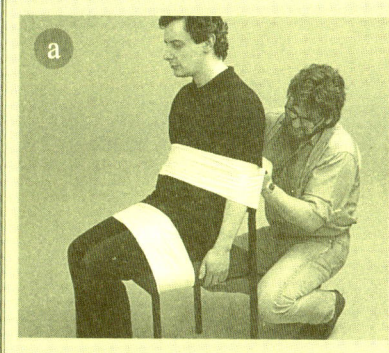 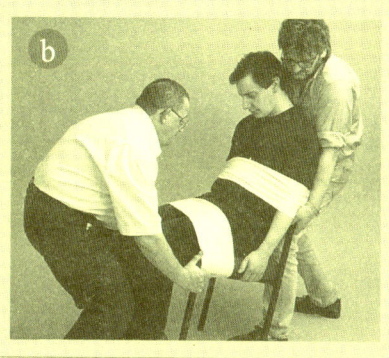

◆如果楼梯或者走廊足够宽敞，急救人员可以站在椅子两侧，两人各自抓住椅子的一条前腿和一条后腿，向前移动。

！将椅子倾斜前要告诉伤者，避免伤者进一步受伤或受惊吓。

担架

如果要将伤者移动很远的距离，可以使用担架。如果现场没有担架，可以利用外套等物品制作一个简易担架。在使用担架时，最基本的原则是：使伤者的头、脖子和身体的位置在同一条直线上，并确保伤者的呼吸道畅通。

◆如果有毛毯，可以将毛毯铺在担架上。当伤者躺上去之后，再用毛毯把他包裹起来。

制作简易担架

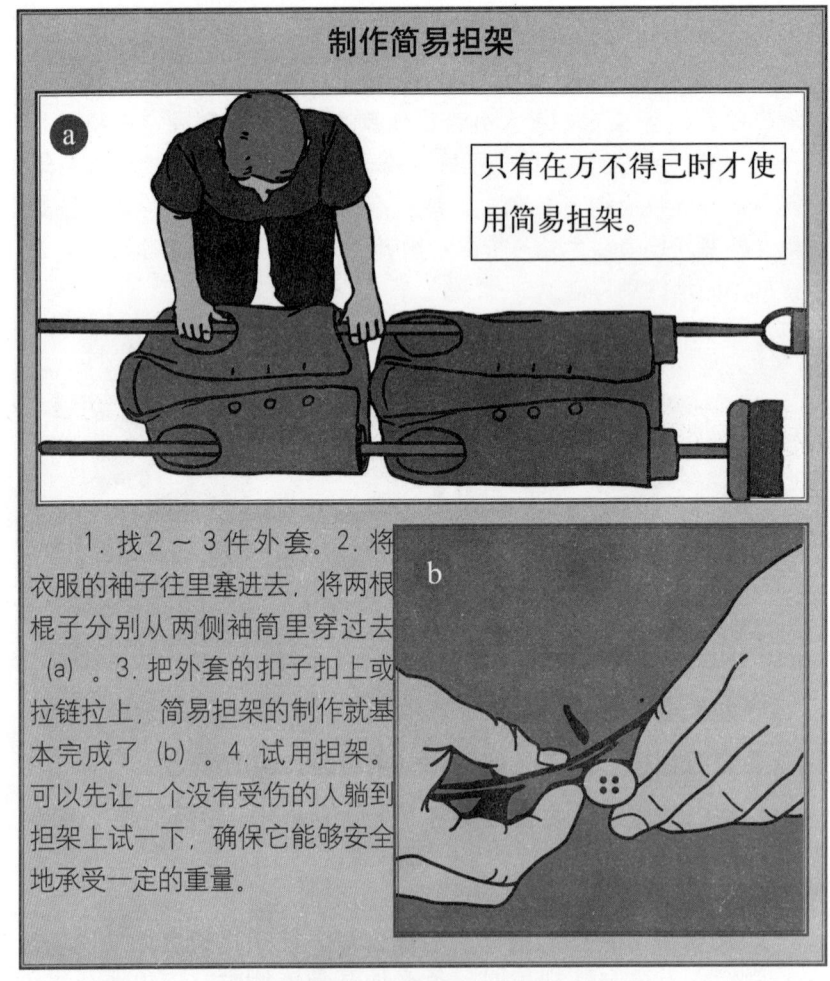

只有在万不得已时才使用简易担架。

1. 找2～3件外套。2. 将衣服的袖子往里塞进去,将两根棍子分别从两侧袖筒里穿过去(a)。3. 把外套的扣子扣上或拉链拉上,简易担架的制作就基本完成了(b)。4. 试用担架。可以先让一个没有受伤的人躺到担架上试一下,确保它能够安全地承受一定的重量。

◆如果当时没有外套等,可以用以下物品代替:

●结实的麻布袋:在布袋的底部戳几个洞,用棍子穿过去。

●宽绷带:可以将宽绷带的两头系在两根棍子上,每隔一定距离系一条,把两根棍子连接起来。

●结实的毛毯、防水油布或者布袋:把它们铺展开来,将棍子放在两边恰当的位置，接着用毛毯等物从两边将棍子裹起来固定住，抬起来后要使毛毯能承受伤者的体重。

把伤者移上担架

1. 一个人小心地翻转伤者的身体使未受伤的一侧贴地。2. 另外一个人将担架放在伤者的身下。3. 伤者躺上去后再小心地翻转担架使其平放在地板上。

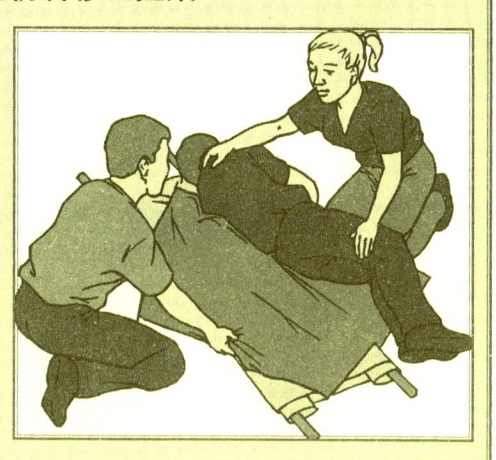

◆如果伤者已经昏迷，让伤者趴在展开的担架上，并使其处于最有利于恢复呼吸的状态。

现场有两个以上的急救人员

翻转脊柱受伤的伤者

当伤者发生呕吐现象时，务必使其身体侧躺，以免他在平躺时呕吐物被吞入而引起不适，造成伤势恶化。

这项工作需要6个急救人员共同完成。

翻转脊柱受伤者

其中3个人在伤者身体一侧，另外2个人在伤者身体另一侧，还有1个人在伤者的头部位置，6个人共同合作，把伤者身体翻转到侧躺状态。翻转伤者时要非常小心，不要扭动或弯曲他受伤的脊柱。

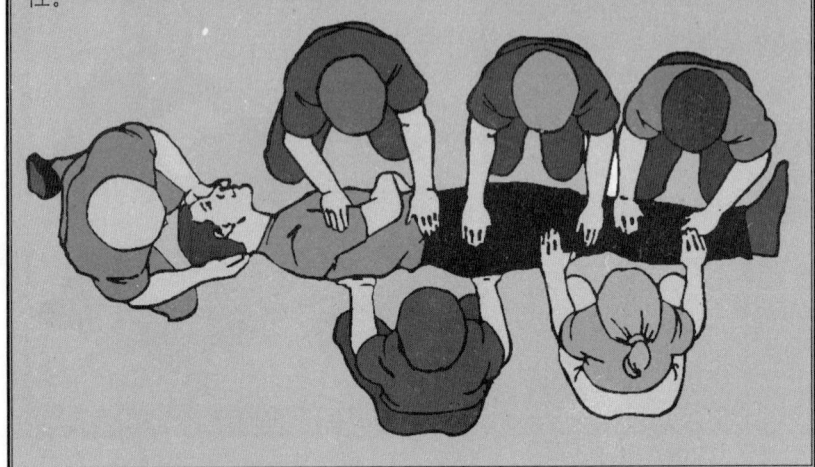

！确保伤者的头部与其身体正面处于同一水平面。

移动脊柱骨折的伤者

这项工作需要7个人共同完成。

移动脊柱受伤者

1. 紧紧固定住伤者的头、肩膀和骨盆，在脚踝、膝盖和大腿之间放上软垫等物（a）。2. 把伤者的双腿绑在一起。用8字形绷带将伤者的双腿绑在一起（b）。3. 在伤者身体两侧分别站3个人。4. 剩下的一个人蹲在伤者的头部位置，查看伤者身体的中轴线，使伤者头部正面与脖子正面处于同一水平线上，将两只手分别放在伤者头部的两侧便可检测二者是否处于同一水平线。处于伤者头部

第 3 章 严重事故中的急救 45

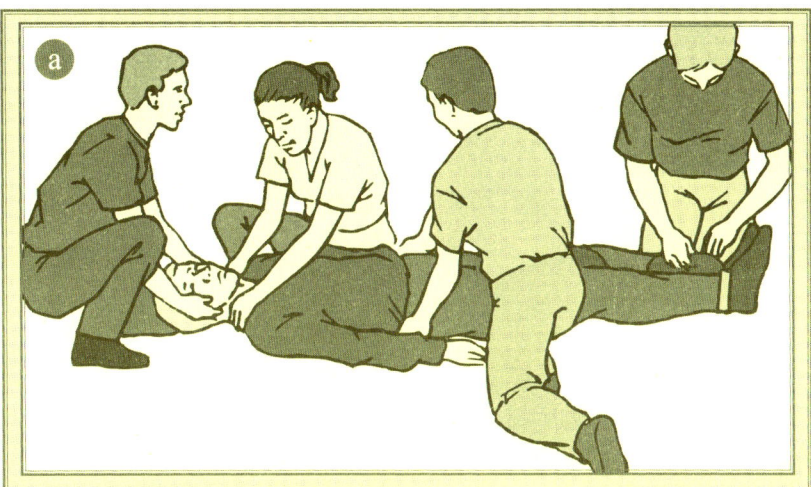

位置的急救人员指挥其他急救人员的行动。5.轻轻挪动伤者身体,急救人员把手臂放在伤者身体下方,将伤者抬起(c)。

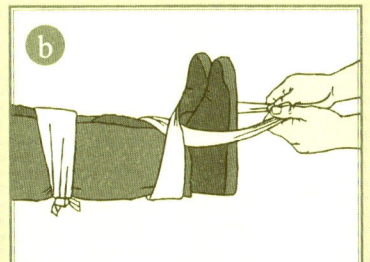

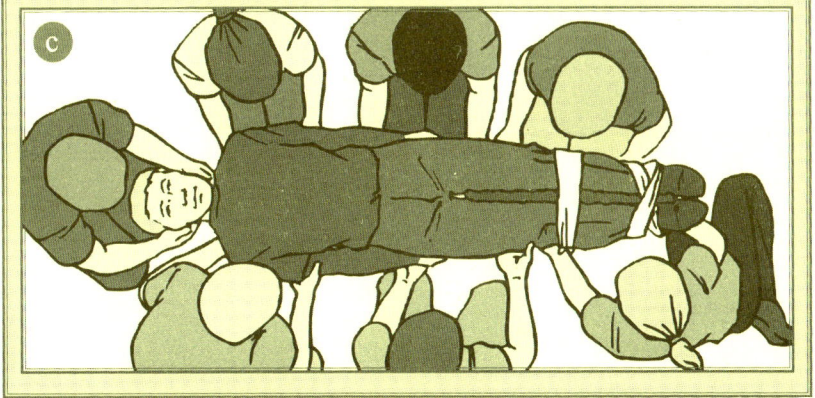

! 一定要确保伤者头部正面与身体正面处于同一水平线。

脱去伤者身上的衣物

脱去伤者的外套

有时为了便于检查伤者的伤势或治疗伤者,必须脱去伤者的衣物。当然,有时候也并不需要脱去伤者的衣服就能够检查到伤势,如骨折,还有一些伤口可以直接从明显破裂的衣服外看到。

如果必须脱去伤者的衣物,也要尽量在不影响伤者的情况下脱去他的少量衣物。对于清醒的伤者,要先征求他的意见才可以脱去他的衣物。

如果伤者是位女性,有时必须将其身上过紧的内衣解开。

！如果不是非常必要的话,尽量不要脱去伤者的衣物,因为脱衣物时可能会给伤者带来一些额外的伤害。

脱去（手臂受伤的）伤者的外套、衬衫和内衣

1. 抬起伤者的上半身,将外套从他的肩膀往下拉 (a)。2. 弯曲伤者未受伤的手臂,并将它从衣袖中抽出。3. 轻轻地将另一只衣袖从受伤的手臂上脱下 (b)。

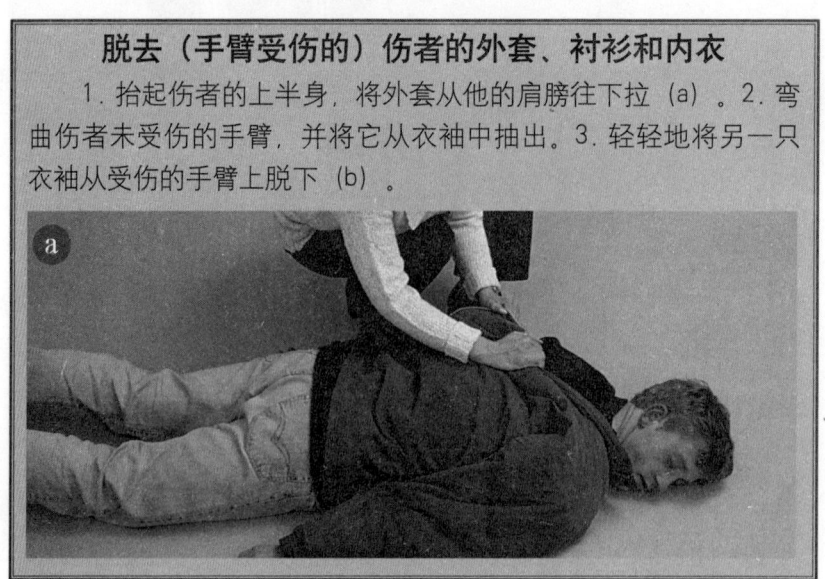

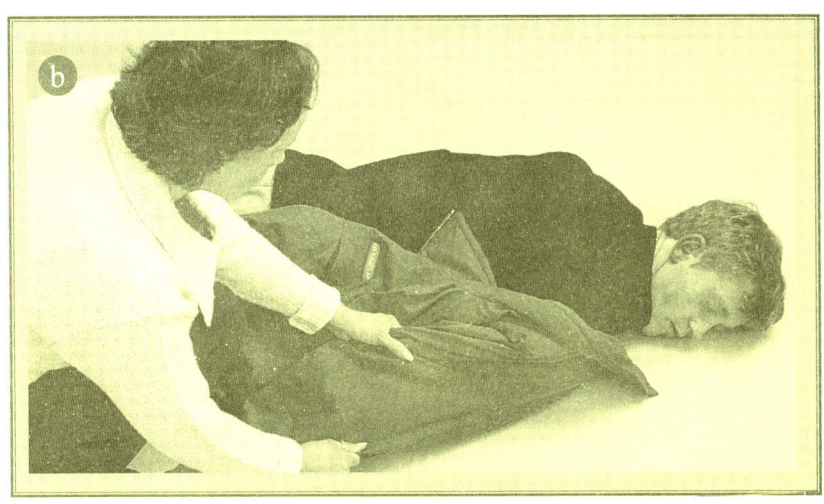

◆如果这样脱起来有困难,可以沿着伤者受伤的手臂将上衣的缝合处撕开,这样可能更安全。

◆如果这样脱起来有困难,急救人员可以从裤管的缝合处将

脱去(腿受伤的)伤者的裤子

1. 如果伤者的小腿或膝盖受伤了,可以将裤管卷起来(a)。
2. 如果伤者大腿受伤了,从伤者腰部将裤子褪下(b)。

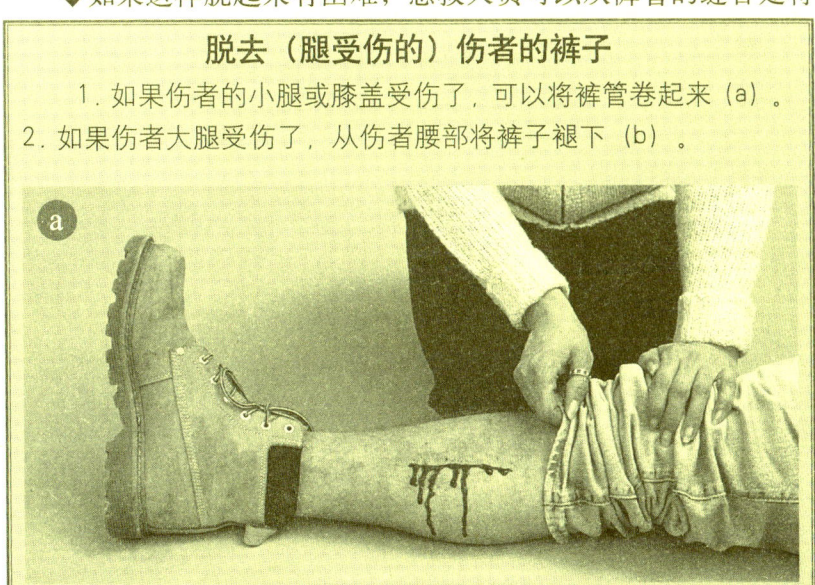

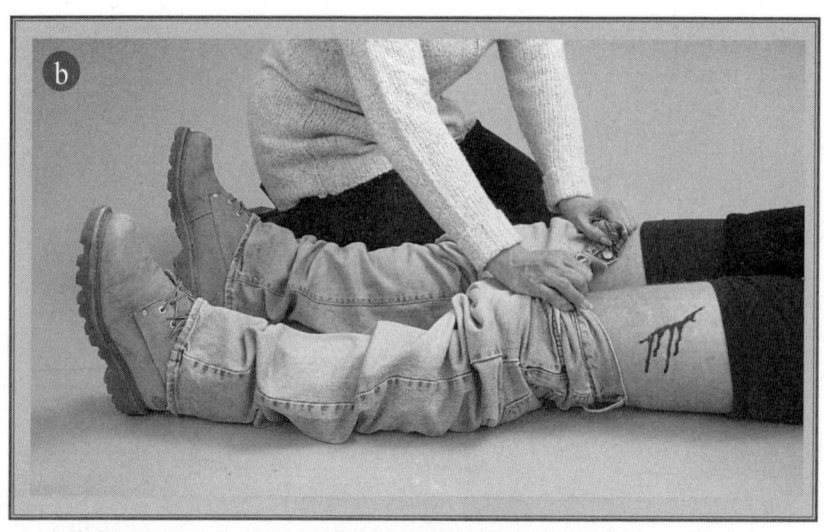

裤管撕开。

◆如果伤者穿的是长靴，很难脱下，急救人员可以用锋利的刀片从靴子后面的缝合处小心地将其割开。

脱去（脚受伤的）伤者的鞋子

1. 固定住伤者的脚踝（a）。2. 剪掉或解开鞋子上所有的带子（b）。3. 脱去鞋子（c）。

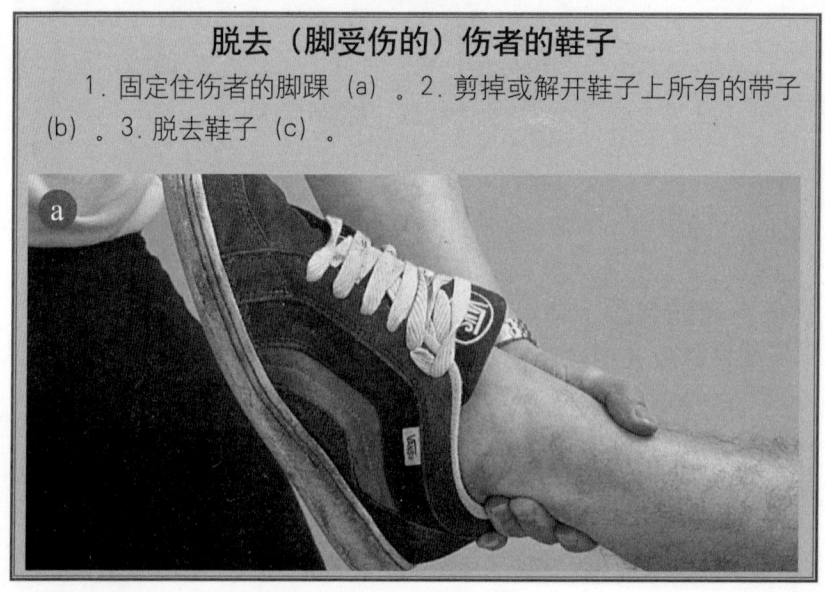

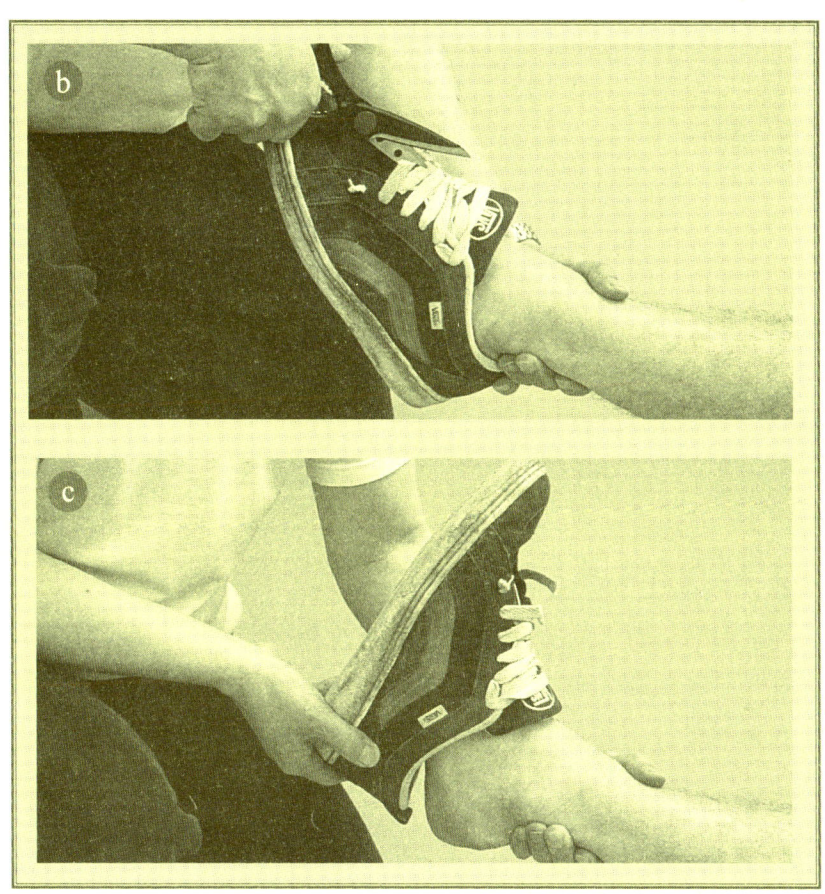

脱去伤者的袜子

如果急救人员按照正常方式去脱伤者的袜子很困难的话,可以采用如下方法。

脱去伤者的袜子

1. 将两个手指放在伤者的腿和袜子之间。2. 将袜子的边提起，从急救人员的两个手指之间剪开袜子。

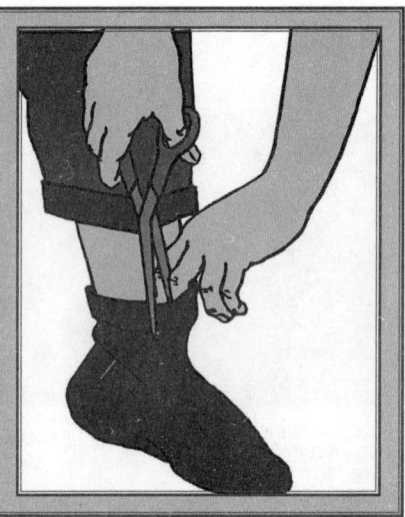

脱去伤者头上的安全帽

下面介绍脱去伤者头上两种不同的安全帽——透气型安全帽和盔式带玻璃罩安全帽——的方法。一般情况下，强烈建议急救人员不要脱去伤者头上的安全帽，因为在如颈骨骨折之类的事故中，这样做可能会导致伤者瘫痪甚至死亡。大部分情况下，安全帽可以保护头部避免受到严重伤害。如果不得不脱去伤者的安全帽时，必须注意以下事项。

● 在脱去伤者头上的安全帽之前，先摘下伤者的眼镜。

● 如果伤者能够自己脱去头上的安全帽，那是最好不过了。

脱去伤者头上的透气型安全帽

透气型安全帽就是只盖住头部，脸部露在外面的安全帽。这项工作需要两个急救人员共同完成。

脱去伤者的透气型安全帽

1. 一个人解开或割断系在伤者下巴的安全帽带子(a)。2. 另外一个人用手托住伤者的头和脖子。3. 用两只手分别托住安全帽的两侧。4. 把安全帽向上和向后拉，便可以脱去(b)。

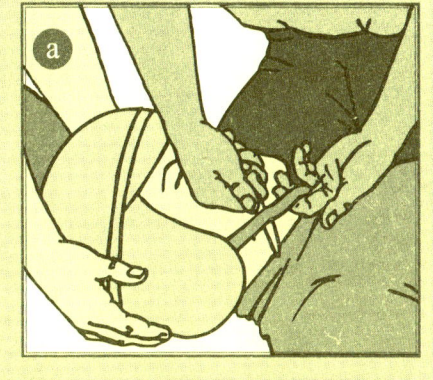

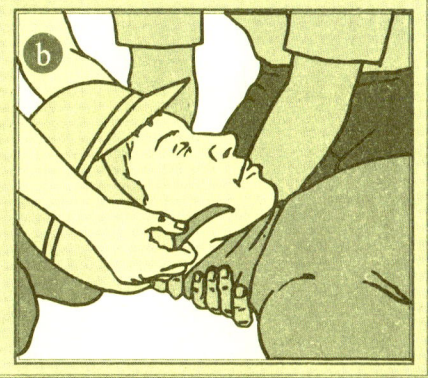

脱去伤者头上的盔式带玻璃罩安全帽

这项工作也需要两个急救人员共同完成：一个人用手托住伤者的头和脖子，另一个人脱去伤者的安全帽。

！除非是在伤者有生命危险的情况下，否则千万不要试图脱去伤者头上已经破碎的盔式带玻璃罩安全帽。例如遇到以下几种情况就不得不脱去伤者的安全帽。

● 安全帽阻碍了伤者呼吸。
● 伤者已经没有呼吸和脉搏。
● 伤者发生呕吐现象。

脱去伤者的盔式带玻璃罩安全帽

1. 其中一个人将两只手分别放在安全帽的两侧，用手托住伤者下颌，使其头部保持平稳。2. 另外一个人解开或剪掉系在伤者下巴上的安全帽带子(a)。3. 使伤者的头骨和下颌骨保持不动(b)。4. 将安全帽往后倾斜，露出伤者的下巴和鼻子(c)。5. 再将安全帽向前倾，轻轻往上脱离伤者头部(d)。6. 脱下安全帽(e)。

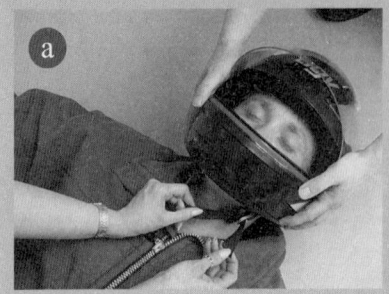

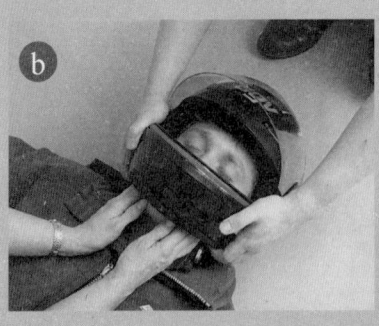

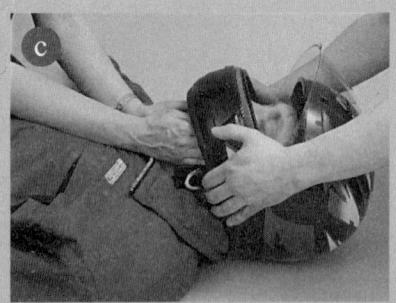

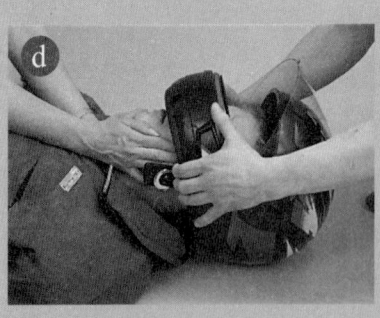

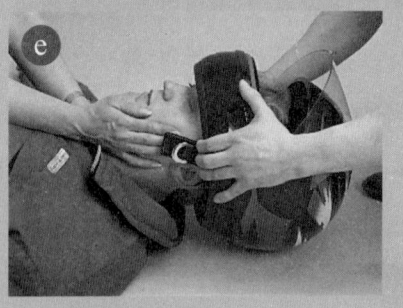

第 4 章 重伤与危险情况下的急救

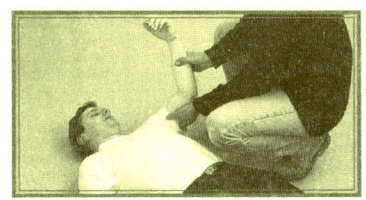

流血

体外流血

轻伤

擦伤(a)。这种伤害只是表皮受伤,是由摩擦或磨损造成的,一般流血量较小。

挫伤(b)。这种伤口刚刚达到表皮之下,通常是皮肤裂开或瘀青,不会大量流血。

重伤

切伤（c）。这是由利器切割造成的伤口，会大量流血，尤其是如果切到了动脉，往往很危险。

撕伤（d）。这种伤口形状不规则，一般是被戳破的，严重的情况下会大量流血。

刺伤（e）。这种伤口面积小却很深，很难止血，尤其是伤口里仍残留刺穿物时，可能带来严重的甚至威胁生命的体内出血现象。

穿孔伤（f）。这种伤口是由某种利器直接穿透身体某一部位造成的，如尖刀、枪弹等。如果击穿了动脉，就会引发严重流血现象。

这些伤口都很容易感染。擦伤、挫伤和撕伤的伤口感染很容

a. 擦伤
b. 挫伤
c. 切伤
d. 撕伤
e. 刺伤
f. 穿孔伤

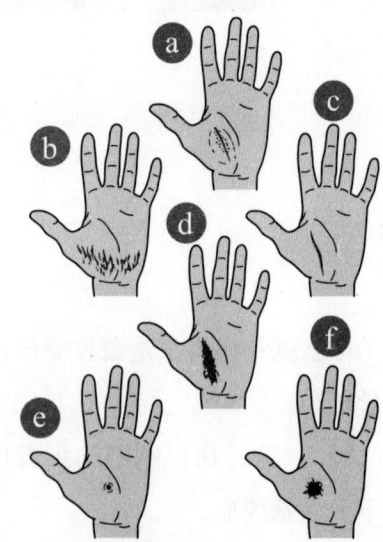

各种各样的伤口

易发现，也比较容易处理。刺伤和穿孔性伤的伤口很容易发生严重感染，如破伤风或气性坏疽等，比较危险。

如何止血

人体内大约有 5 升血液。如果动脉被割破，血液就会在心脏收缩的压力下喷涌而出，通常按心脏的跳动频率喷出。从动脉血管流出的血液颜色是鲜红的，从静脉血管流出的血液是暗红色的。

少量流血。少量流血的情况下，血液一般是从毛细血管流出的，通常是慢慢往外渗出或滴出，所以血流量不大，不会有很大危险。

动脉出血。动脉出血属于紧急事故。如果急救人员没有及时处理，伤者就会大量失血，导致血液循环停止（出现休克现象），大脑和心脏供血不足，带来致命危险。一般情况下，动脉破裂的

止血方法

1. 用手或手指直接按压伤口（a）。2. 如果伤口很大，轻轻地将伤口压合（b）。3. 找出身边最适合止血的工具，如把一块干净的手帕折叠起来就是很好的止血工具。4. 如果是伤者的四肢受伤流血，必须将流血的肢体抬高（c）。如果伤者有骨折迹象，在处理伤口时必须非常小心（见 92～93 页）。5. 如果通过直接按压伤口的方法止住了伤口流血，接着在伤口周围涂上有消毒、清洁作用的敷料剂（见 128～129 页）。6. 用棉垫或纱布覆盖伤口（d）。7. 用绷带将伤口包扎好（e）。

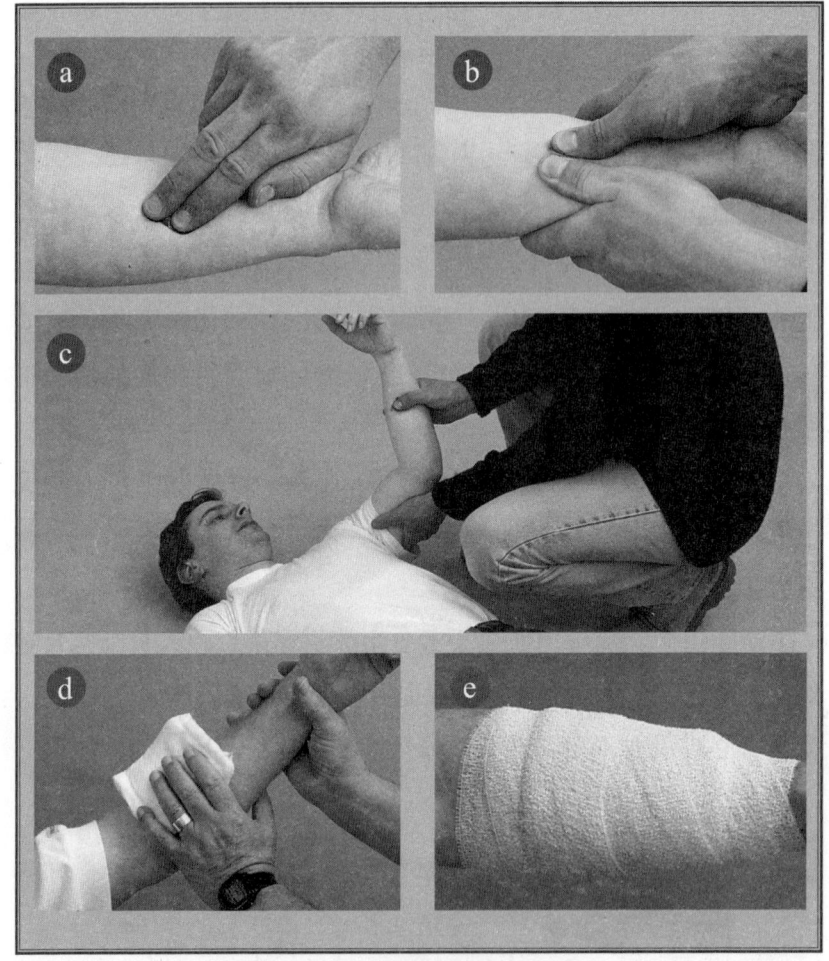

血流量往往比血管彻底断裂时的血流量小。

要止住动脉出血,首先应该做的一件事就是确保伤者呼吸顺畅。当看到伤者动脉出血时,必须立即按住伤口。

静脉出血。静脉血液流动较缓慢,所以静脉出血没有动脉出血严重,但如果是大静脉出血,血液也会喷涌而出,如曲张静脉或者任何一个深部主静脉受伤都可能导致大量出血。

！绷带必须足够牢固以防止血液流出，但是也不能太紧而阻碍了血液循环。检查伤者体内的血液循环：看伤者是否有脉搏，或按压受伤手臂的指甲直到它变白为止，当松开时指甲应该呈粉红色。若血液循环不正常，松开手时指甲则仍然呈白色或青色且指尖感觉冰凉。如果伤者手臂受伤，也可以通过检查手腕的脉搏来确定伤者血液循环是否正常。

如果伤口仍透过纱布向外渗血，不要揭开纱布，否则会破坏刚刚形成的血凝块，导致更严重的出血。此时，应该拿一块更大的棉垫或纱布覆盖在原来的纱布上，再用绷带牢固包扎。

◆如果直接按压伤口并用纱布和绷带包扎后仍不能使伤口止血，甚至出血更严重的话，必须按压通向伤口的动脉。

如何处理伤口

先给伤口止血，如果伤口流血并不严重，可以直接将裂开的伤口包扎起来。

清除伤口异物

必须仔细清洗伤口上的脏物和各种异物，如果伤口里有体积较大的异物，暂时不要动它。

！不要试图从很深的伤口里取出异物，否则可能引起更严重的出血。

体内出血

体内出血通常很难发现，所以发现伤者伤势很严重时必须对他做仔细检查，如在交通事故中受伤或大腿骨折时。

> **体内出血急救措施**
> 1. 立刻打电话叫救护车，因为伤者急需送往医院。2. 每5分钟检查一次伤者的脉搏跳动频率并做记录。3. 如果伤者休克，立刻采取相应的急救措施。

体内出血的症状

- 嘴巴、鼻子或耳朵等处出血。
- 伤者身体肿胀、肌肉紧张。
- 身体呈乌青色。
- 伤者显得情绪不安。
- 伤者出现休克症状。

呼吸障碍

伤者发生轻微的呼吸困难，如轻微哮喘，不需要采取急救措施，但是在不知道病因的情况下，必须去医院就诊。如果伤者出现严重的呼吸困难，可能有一定的危险，所以急救人员必须立刻对伤者实施急救措施。呼吸道梗阻属于严重的紧急事故，出现这种事故时，只有在现场有经验丰富的急救人员并能够及时有效地采取急救措施的情况下才可能挽救伤者的生命。

窒息

窒息意味着血液缺氧,是由于空气无法自由进出肺部而造成的。喉咙被东西哽住、溺水、脖子被勒压、吸入煤气或没有氧气的烟雾、呼吸道被异物阻塞、喉咙水肿等也会导致窒息的出现。

如果窒息是由外部物体导致的,如塑料袋或者枕头,应该立即移开这些物体,再检查伤者的呼吸和脉搏。如果有必要的话,立即对伤者实施人工呼吸。

哽住

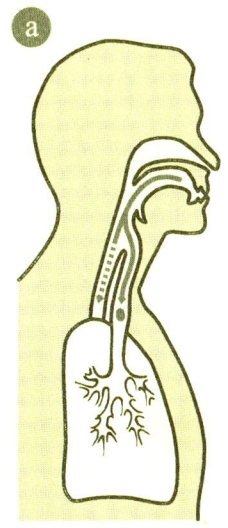 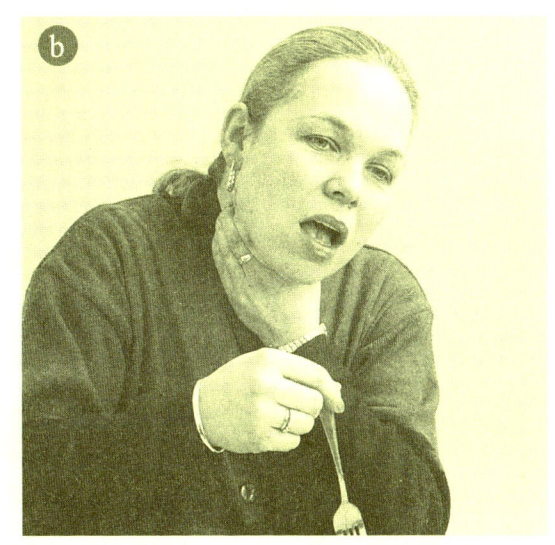

哽住通常是由于喉咙里或者主要呼吸通道里吸入异物导致的,如一块没嚼碎的食物或一块硬糖(a)。这种情况常常发生在人们一边吃东西一边笑或打喷嚏时。由于此类原因导致的呼

吸道梗阻，不能对伤者实施人工呼吸，否则会让情况变得更糟。当务之急是清除喉咙或呼吸道里的异物，清理完毕后，如有必要

咯出异物

针对神志清醒的成年人或儿童：1. 如果伤者是成年人，可以直接询问他们是否被异物哽住了。2. 如果伤者仍能吸入少量空气，让他先慢慢地呼吸然后再猛咳出异物。切记不要猛烈呼吸否则会使事态更加严重。

可以再对伤者实施人工呼吸。

让伤者弯下腰，用手猛拍他的背

此时不要因为担心会伤害到伤者而行动迟疑，性命攸关的时刻要当机立断。

针对神志清醒的成年人：1. 让伤者弯下腰，使伤者头部垂到肺部以下位置。2. 用手掌根部猛拍伤者肩胛骨之间的部位。

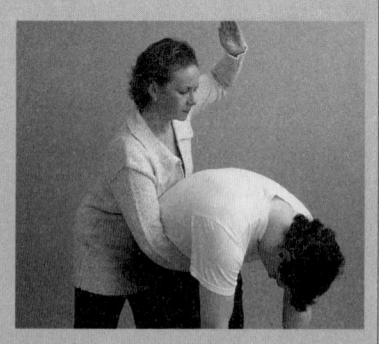

针对神志清醒的儿童：让伤者面朝下趴在你的双膝上，用手掌根部猛拍伤者肩胛骨之间的部位。如果有必要的话，可以将这些动作重复4次左右。

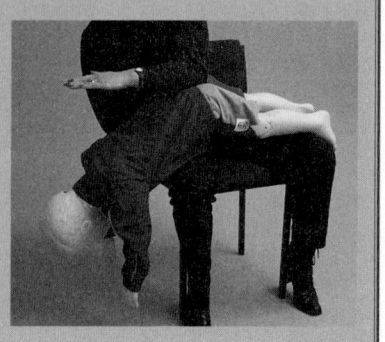

针对昏迷的成年人和儿童:1.翻转伤者使他面朝你侧躺着。2.使他的头向后仰。3.用手掌根部对准他肩胛骨之间的部位猛拍4次。

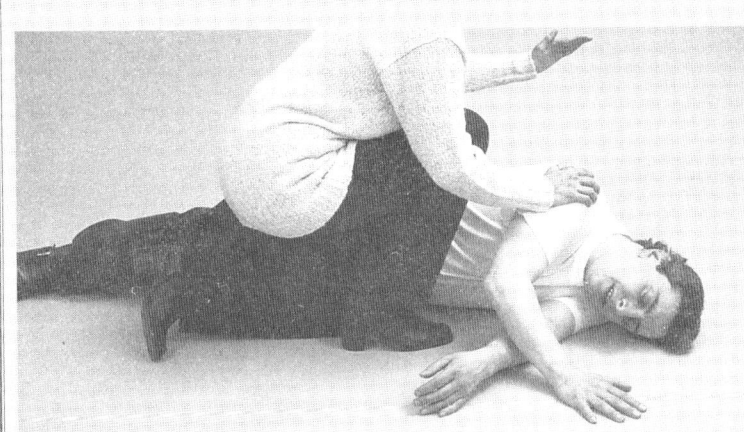

针对昏迷的婴幼儿:1.使婴儿面朝下,用前臂托住婴儿的整个身体。2.同时用手掌托住婴儿的头和胸。3.用另外一只手的手掌根部轻拍婴儿肩胛骨之间的部位。

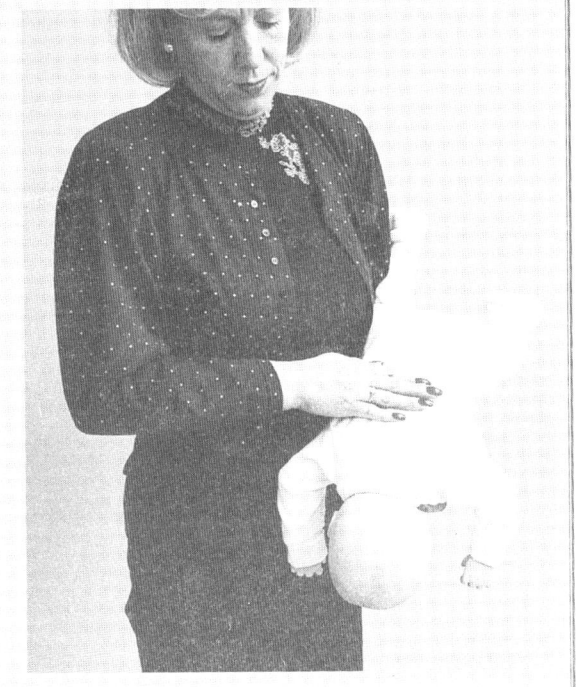

被哽住时的症状

● 用手掐住自己的喉咙，几乎所有伤者都有此动作（b）。

● 脸上露出痛苦和恐慌的表情。

实施腹部推压

针对神志清醒的成年人：1. 急救人员站在伤者身后，用一只手臂绕过伤者的身体，拳头攥紧，放在伤者腹部中间即肚脐与肋骨最底边之间的位置（a）。2. 大拇指向内。3. 用另外一只手抓住自己的拳头（b），同时用力将伤者的身体向后拉（c）。4. 突然用紧握的拳头用力向伤者腹部内和腹部上方挤压，注意用力得当。在对腹部上方施加压力的同时，向上推动伤者的膈肌——胸腔里一块可伸缩的肌肉。5. 如果有必要的话，重复以上动作4次。

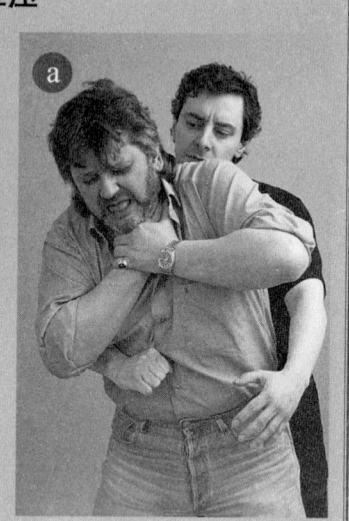

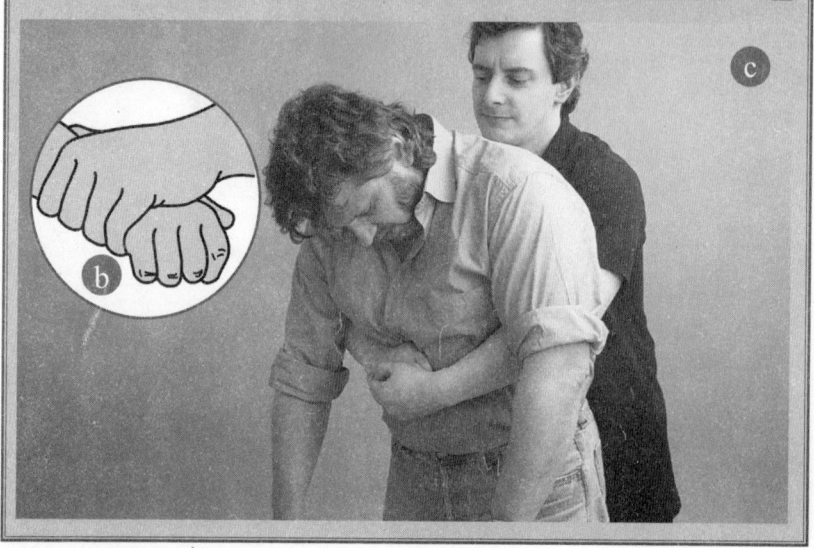

针对神志清醒的儿童：
1. 让孩子背对着站在你双膝之间。2. 用一只拳头对准孩子腹部适当位置（肚脐与肋骨最底边之间）用力挤压，同时另外一只手放在其背部相对应的位置，两只手同时向孩子施加相对的推力。

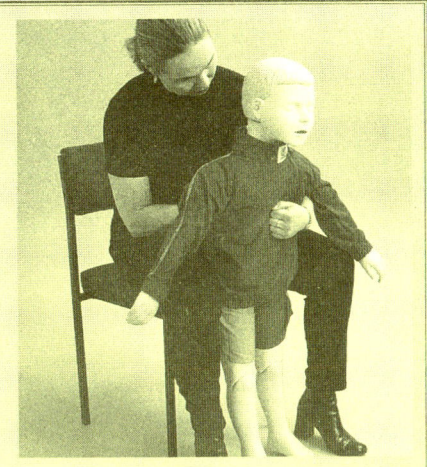

针对昏迷的成年人：1. 让伤者平躺在地板上，下巴向上仰，头部向后倾。2. 急救人员跪在伤者身边，或者最好跨坐在伤者大腿根部，面向伤者头部。3. 将一只手的手掌根部放在伤者的腹部中间即肚脐与肋骨最底边之间的部位，另外一只手压在这只手上。用力向伤者腹部内和腹部上方按压。4. 重复以上动作4次。

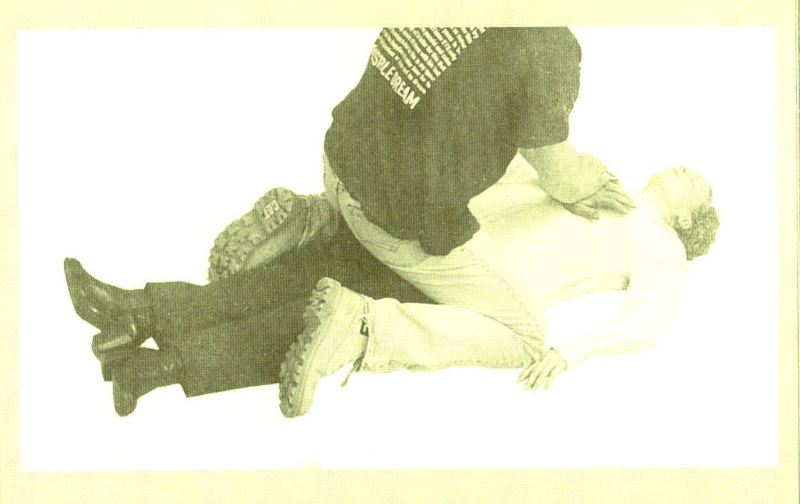

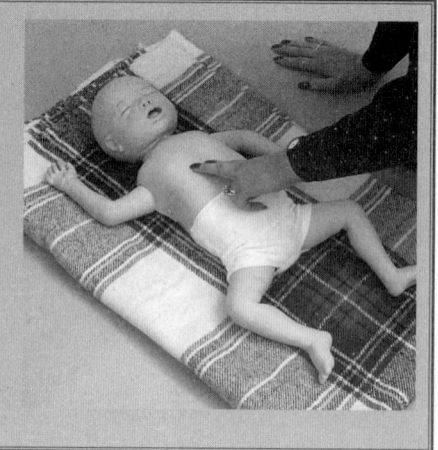

针对昏迷的儿童：可采用针对昏迷的成年人的急救措施，唯一的区别是针对儿童时，急救人员在实施步骤 3 时只需用一只手。

针对婴幼儿：不论受伤的宝宝是否清醒，都让他平躺下来，然后用两个手指推压其腹部恰当的位置（肚脐与肋骨最底边之间）。

● 刚开始时，伤者会发出急促的呼吸声，接着呼吸声逐渐变得微弱，最后完全消失。

● 脸色发青或时而呈灰白色。

● 大约 1 分钟后，伤者可能会失去意识。

◆ 如果以上措施无效，再尝试以下方法。

◆ 如果该方法无效，可以采用腹部推压的方法。

腹部推压

腹部推压法适用于所有被哽住的伤者，不论伤者是否昏迷。腹部推压可以使伤者肺部的压力突然增加，利用增加的压力把阻塞物顶出来，这与利用香槟酒瓶里的压力顶出瓶口软木塞是一样的原理。

！只有在使用前面的方法无法奏效的情况下才可以采用这个方法，因为如果这种方法使用不当可能会导致内伤。当然也不必因噎废食，因为如果伤者的呼吸道完全阻塞的话，不及时清除呼吸道里的异物，伤者会很快窒息死亡。

对昏迷中的宝宝实施了腹部推压后，再将手指弯曲成钩状，清理伤者的口腔，彻底清除伤者呼吸道内的异物。

◆如果伤者神志开始慢慢恢复，但呼吸仍不顺畅，为避免出

抢救溺水者

1. 使溺水者的头露出水面，并实施人工呼吸（a）。2. 尽快将溺水者拉上岸。3. 检查溺水者的呼吸。4. 检查溺水者的脉搏。5. 如果仍需要做人工呼吸，必须先将溺水者的头转向一侧（b），清除溺水者口腔里的所有异物。这时溺水者口腔内的积水会向外流出。6. 如果溺水者还有微弱的呼吸，使其处于最利于恢复呼吸的状态（c）。7. 如果溺水者有呼吸，但身体冰冷，立即采取措施为其取暖。8. 尽快送溺水者去医院。

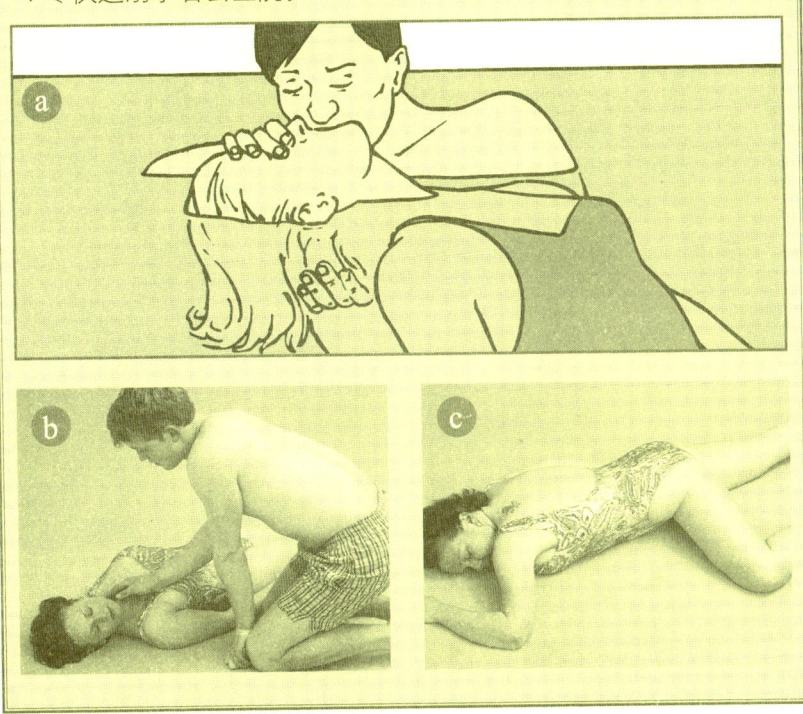

现呼吸道肿胀等症状，必须立刻叫救护车将伤者送往医院。

溺水

急救人员如果发现伤者已经溺水很长时间，不要轻易认为伤者已经溺死。人即使在冷水里淹没半小时后仍然能够完全恢复清醒状态。因为身体被水冷却后新陈代谢的过程变得缓慢，所以大脑运动减慢，可以承受的缺氧时间比平时更长。

在抢救溺水者时，急救人员必须考虑周到，不要因为一时疏忽而给伤者带来任何危险。

吸入大量烟雾或煤气

一氧化碳中毒

将伤者带到室外后应采取的急救措施

1. 检查伤者的呼吸（a）。2. 检查伤者的脉搏。3. 需要的话，立刻对伤者实施人工呼吸。4. 使伤者处于最有利于恢复呼吸的状态（b）。5. 尽快送伤者去医院。

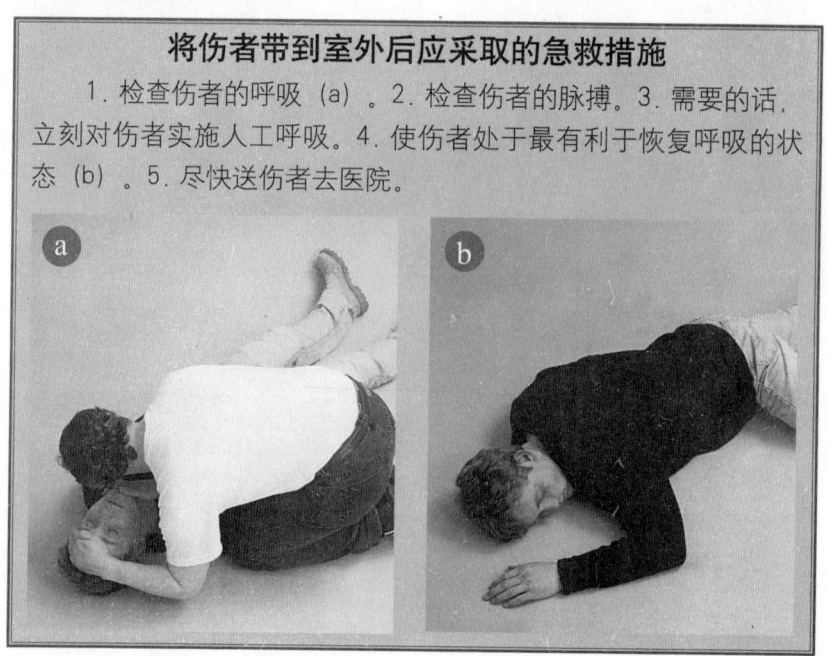

一氧化碳是一种无色无味的有毒气体。汽车尾气中含有大量一氧化碳,以煤为燃料的炉子等也会产生这种气体。一氧化碳与血液中的血红蛋白结合会形成一种稳定的化合物——碳氧血红蛋白,这种化合物会减弱人体内的血红细胞传输氧气的能力。

如果一个成年人体内一半数量的血红蛋白都转变成了碳氧血红蛋白,那么他就会死亡。

吸入烟雾

着火产生的烟雾会消耗火灾现场的氧气,导致人窒息。如果

对吸入烟雾的伤者实施急救措施

1. 检查伤者的呼吸道、呼吸状况(a)及脉搏(b)。2. 如果有必要的话对伤者进行人工呼吸。3. 检查并处理烧伤部位。4. 送伤者去医院。

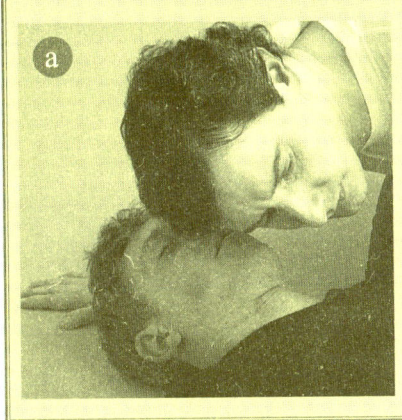
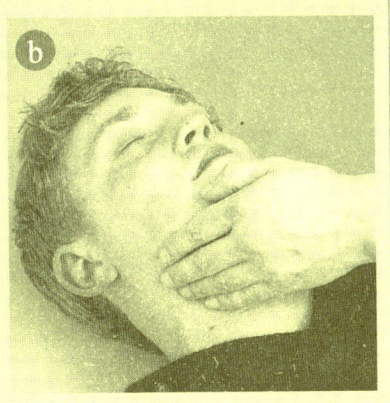

吸入烟雾,烟雾会严重干扰呼吸道,甚至迫使声带关闭,切断呼吸通道。另外,有些烟雾还含有有毒物质。

你必须冒险采取措施立即将伤者转移出火灾现场或呼叫消防

对被勒伤的伤者实施急救措施

1. 托住伤者身体将其向上举起，放松勒在脖子上的绳套（a），这样一来伤者整个身体的重量就不会完全靠脖子来承担了。2. 剪掉绳结下的绳圈（b）。3. 检查伤者的呼吸。4. 检查伤者的脉搏（见11页）。5. 如果需要的话，立刻对伤者实施人工呼吸。6. 如果有必要的话，使伤者处于最有利于恢复呼吸的状态。7. 立刻送伤者去医院。

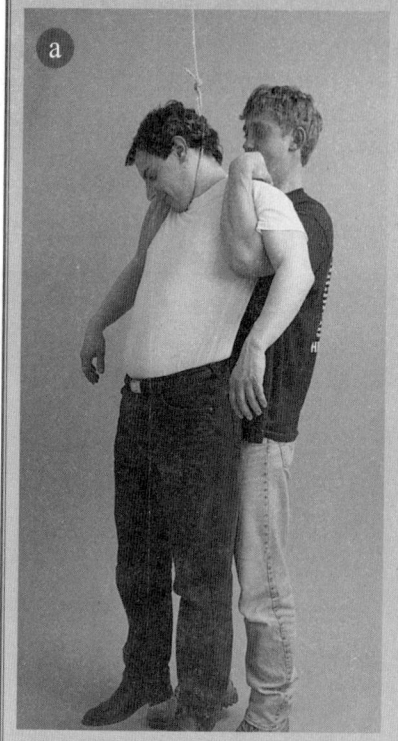
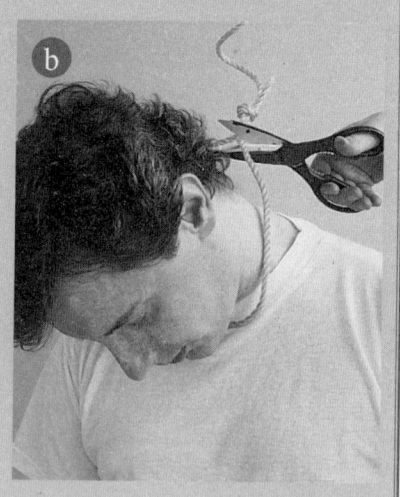

人员和救护车。

一旦使伤者脱离烟雾区，并处理了他着火的衣物后，继续实施以下步骤。

因被勒压导致呼吸困难

压迫伤者颈部的动脉或阻断伤者的呼吸道都会导致伤者昏迷

或死亡，也可能导致伤者脊柱受伤。

不论何时何地发现被勒伤的伤者都要立刻报警。尽量保留现场作为证据，并记录你观察到的与伤者有关的所有情况。

烧伤

烧伤原因

烧伤是由以下因素导致的身体组织受伤。

- 过高的温度。
- 辐射：太阳光和其他紫外线发射源、X 射线、γ 射线等。
- 腐蚀性化学药品。
- 电流——通过人体时会产生热量，会使体内的血液等凝结，阻碍人的呼吸和心跳。
- 摩擦。

如果导致烧伤的物体持续对人体发生作用，人的体内组织就会遭到破坏。所以急救人员实施急救的关键就是尽量采取措施降低伤者身上的温度，或使伤者脱离辐射源或洗（刷）去伤者身上的有害化学物质。

烧伤度

烧伤度是用来表示伤者被烧伤的严重程度的指标。急救人员可根据烧伤度来决定是否需要对伤者进行治疗及采取怎样的治疗方法等。根据烧伤度不同，烧伤可以分为 3 个等级。

轻度烧伤（a）。这种烧伤只影响到皮肤表层，使皮肤发红、肿胀、易破等。这类烧伤通常能够治愈，并且不会留下瘢痕。轻微的表皮烫伤并不需要到医院治疗。

中度烧伤（b）。这种烧伤会使皮肤长出水疱，容易引起感染。

深度烧伤（c）。这种烧伤会毁坏人体的所有皮肤层，伤口发白，呈蜡状或者烧焦状。如果烧伤面积很大，伤者皮肤内的神经可能会被损坏，所以伤者已经不会感觉到疼痛了。通常情况下，大面积的烧伤无论轻重都被称为深度烧伤。

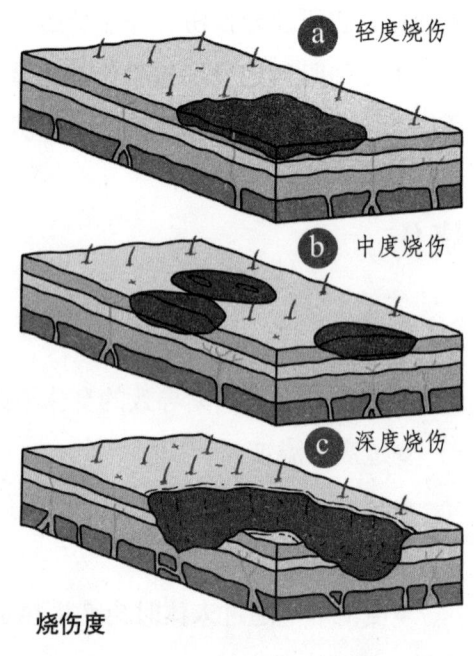

烧伤度

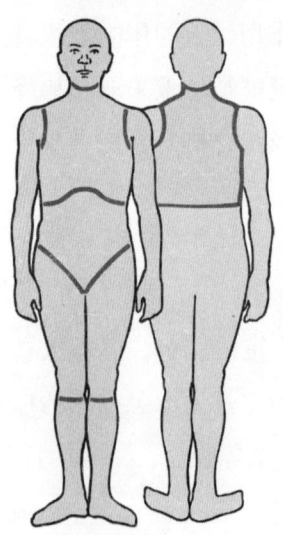

九分律
　　图中所标示的任一部分的面积都相当于整个人体面积的9%。

烧伤面积

烧伤的面积越大,严重程度可能就越大。即使是大面积的轻度烧伤,也很危险。烧伤面积超过 3 平方厘米时就必须去看医生。在大面积烧伤中,一般用"九分律"来判断危险程度,即如果一个人的烧伤面积达到全身皮肤的 9%,即使是轻度烧伤也必须到医院去治疗。九分律是判断危险程度并决定是否需要输血等的重要指标。手术休克与感染是外部烧伤的主要威胁,一般过了 48 小时之后,伤口面临的最大危险就是感染。

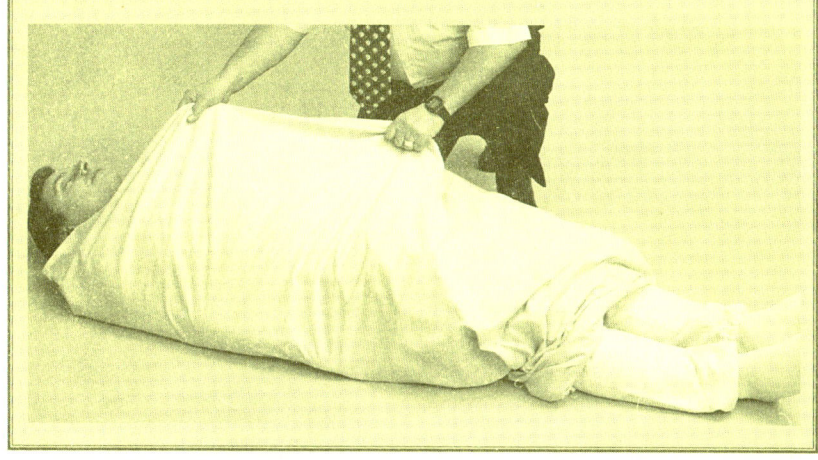

衣物着火及其处理措施

1. 立刻让伤者平躺在地板上。2. 如果现场有灭火器,立刻用灭火器灭火,或者尝试用其他合适的有一定重量的东西将火覆盖住,使火因缺氧而熄灭。如果现场没有合适的灭火工具,就将伤者身体着火的一侧紧贴在地上,使火焰在人体和地面之间因缺氧而熄灭。

衣物着火造成的烧伤

许多严重烧伤都是因为衣物着火引起的,尤其是睡衣等较宽松、轻便的衣物。当火从衣服褶边燃起时，当事人如果没有意识到或是慌张地奔跑，火势就会迅速向上蔓延。

快速冷却烧伤部位并防止感染

1. 滚烫的衣物会导致更严重的烫伤，所以必须立即将伤者身上的衣物脱去（或剪掉）或用水冷却。2. 用水桶或水壶向伤者身上浇冷水以冷却烧伤部位（a），必须在10分钟之内进行。3. 打电话叫救护车。4. 检查伤者呼吸道是否通畅。5. 用干净的纱布包扎伤口避免伤口感染（b和c）。6. 如果伤者意识清醒的话，定时让他喝少量的水，弥补他体内流失的水分。

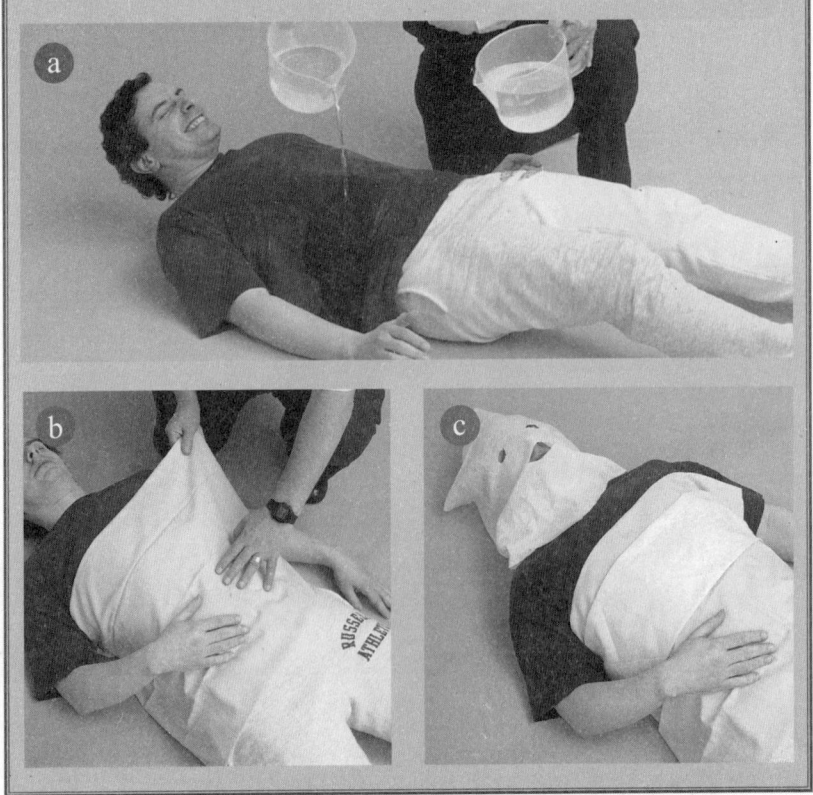

! 不要用尼龙制品覆盖火焰。

! 不要让伤者在地上翻滚，否则会增加被烧伤的面积。

一旦伤者衣物上的火被熄灭后，立刻快速冷却伤者被烧伤的部位，不可延误。

烧伤和烫伤的急救措施

1. 脱去或剪掉伤者被烧伤部位的所有衣物（a）。
2. 除去伤者身上的饰物（如戒指、手镯、手表等），以免它们在伤肢肿胀后勒进伤者皮肤，无法脱下。
3. 用冷水冲洗伤口（b），冲洗时间至少10分钟。处理所有烧伤事故时几乎都可以也应该采用这个方法，不论是严重烧伤还是轻微烧伤。

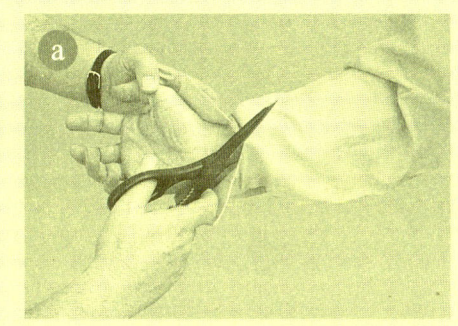

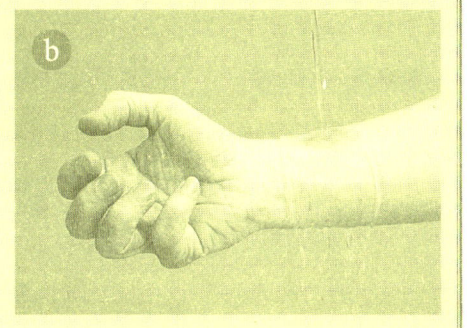

高温烧伤与烫伤

高温烧伤与高温烫伤并没有什么实质性的区别，都是由于皮肤组织受到高温烧灼而受伤的。这种情况下，皮肤组织迅速被损坏，所以急救人员必须立即采取措施降低伤者身体温度。伤口得到及时冷却后会大大减轻伤情，也会缓解由于烧伤或烫伤带来的剧痛。

! 不要用黄油、药膏或洗液等涂抹伤口。

! 不要将任何有黏性的东西放在伤口上。

包扎有水疱的破裂伤口

1. 在条件允许的情况下，尽量用有消毒作用的纱布敷料剂覆盖水疱（a）。2. 用棉垫覆盖住敷料剂并用胶带固定（b）。

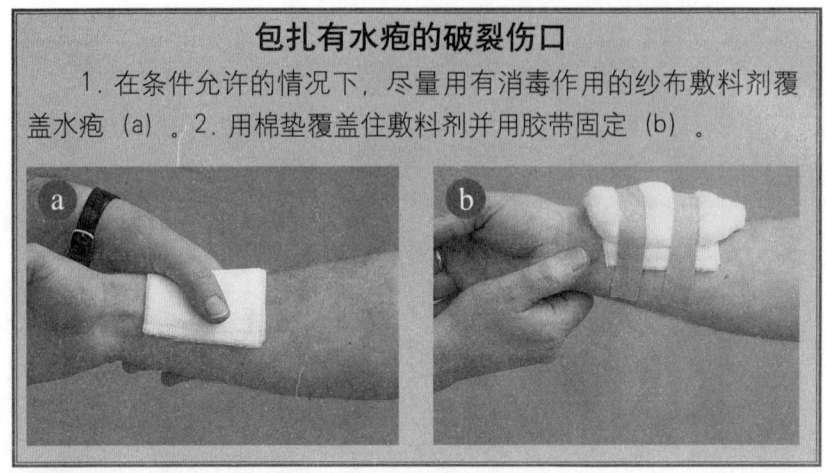

水疱

尽量不让伤口的水疱破裂。用松软的棉垫等物轻轻覆盖在水疱上，不要用力压，再用干净的胶带固定好棉垫，便可以保护水疱不破裂。

! 不要故意戳破水疱，因为形成水疱的表皮对于表皮下层容易感染的组织而言是一个很好的保护膜。

化学药剂烧伤

这种事故大多是由汽车电池里的强酸物质或腐蚀性的苏打、强力漂白剂等碱性物质引起的。脱漆剂和家用清洁剂也有腐蚀作用。急救人员在处理化学药剂烧伤事故时，必须非常小心，避免直接接触化学物质。

化学药剂烧伤的症状

化学药剂烧伤的急救措施

1. 立刻在水管或水龙头下彻底冲洗伤口。这样做可以冲去伤口上残留的药剂或稀释药剂,降低烧伤程度。如果伤口上有干燥的粉状化学药剂,先用软刷将其刷去,再去冲洗。2. 清洗时,先脱去或剪去伤者身上所有被化学药剂污染过的衣物。3. 如果伤口皮肉出现红肿,用干净的衣服或绷带覆盖住伤口。4. 将伤者送往医院。

- 感觉皮肤有像被昆虫蜇咬的刺痛感。
- 皮肤迅速变色。
- 皮肤泛红,出现水疱或脱皮现象。

! 不要浪费时间去寻找解毒剂。

眼睛被化学药剂烧伤

清洗和治疗被化学药剂烧伤的眼睛

1. 让伤者把头放在水龙头下,用水快速冲洗眼睛(a)。冲洗时,伤者必须将头倾斜使水能够从头的一侧流下,而不会冲进没有受伤的另外一只眼睛里。2. 当然在冲洗时必须将伤者的眼睑翻开。如果伤者不能自己翻开眼睑,急救人员必须为其撑开眼睑(b)。3. 冲洗时间必须足够长,如果是被碱烧伤,至少

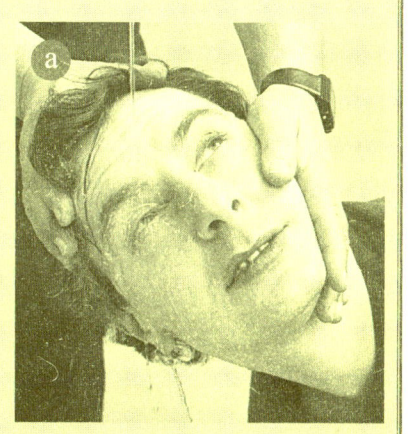

需要冲洗10分钟。如果伤者两只眼睛都受伤了，要轮流冲洗，大约每10秒钟交替一次。4.冲洗完毕后，用消毒的或干净的棉垫覆盖在眼睛上，再用干净的胶带将棉垫固定（c）。5.尽快送伤者去医院眼科治疗。

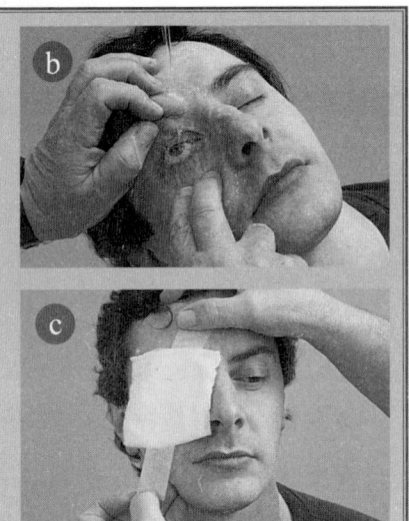

碱对眼睛的伤害比酸要大得多，因为碱更容易穿透眼睛内部组织，也更难清除。化学药剂对眼睛造成的最严重伤害就是破坏伤者的晶状体导致失明。这时最好的急救方法仍然是立刻彻底冲洗眼睛。

电烧伤的急救措施

1.立即扯掉电线或拔掉插头以切断电源。如果关掉总电源更快就直接关掉总电源。2.如果有必要的话，急救人员可以站在一个干的橡胶垫上，用木棍把伤者的肢体与电源分开（a）。3.当伤者安全脱离电源后，检查伤者的呼吸与心跳。4.如有必要的话，可以尝试对伤者实施人工呼吸和

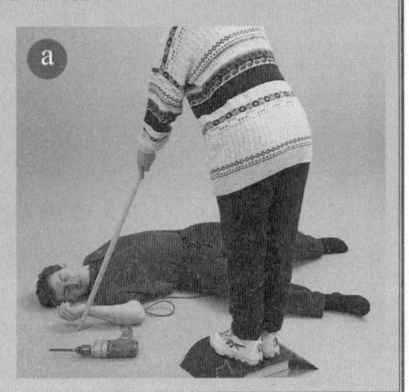

胸部按压。5. 如果伤者已经昏迷,使其处于有利于恢复呼吸的状态。6. 用水冷却与电流直接接触的部位。7. 用消过毒的或干净的纱布或绷带包扎伤口(b)。

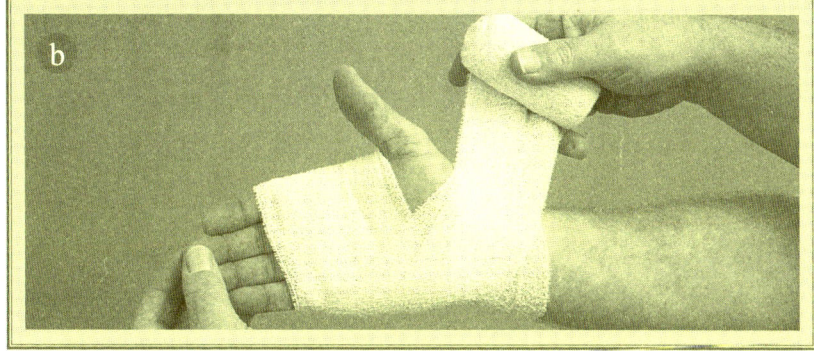

◆如果没有自来水或啤酒、牛奶等温和的液体,也可以使用尿冲洗伤者的眼睛,因为尿通常有消毒作用,而且对人体无害。

电烧伤

急救人员必须立即切断与伤者接触的电源,注意不要让自己触电。

！在伤者尚未脱离电源之前,千万不要往其身上泼水。

高压电烧伤

高压电所造成的伤害,通常是致命的。急救人员如果距离电源18米以内,也会有被间断的电流火花和"跳跃"的电流击中的危险。遇到这种情况,你必须在疏散人群的同时立即报警。

循环系统障碍

循环系统及其作用

大脑是人体中最重要的器官，人体的其他器官都是用来支持和维护它的。比如心脏，它能保持肺部血液循环，为全身其他器官输送血液。血液里含有大量氧气和葡萄糖，源源不断地输送给大脑。如果这一活动停止，人会很快死亡。大脑获得心脏输送来的含有营养物质的血液是通过4条经过颈部向上流动的大动脉来实现的。这些动脉的细小分支，也源源不断地向大脑皮质输送血液。如果其中一条动脉被阻塞或出血，就会出现严重后果。

肌肉也需要氧气作为动力，以便在大脑的控制下产生收缩使全身运动起来。心脏本身就是一块不断收缩的肌肉，也是人体内比较重要的一块肌肉，所以它尤其需要充足的氧气作为动力。心脏有两条冠状动脉为其输送血液，这两条动脉是心脏上方的身体主动脉（B.大动脉）的分支，布满了整个不停跳动的心脏。冠状动脉（A）

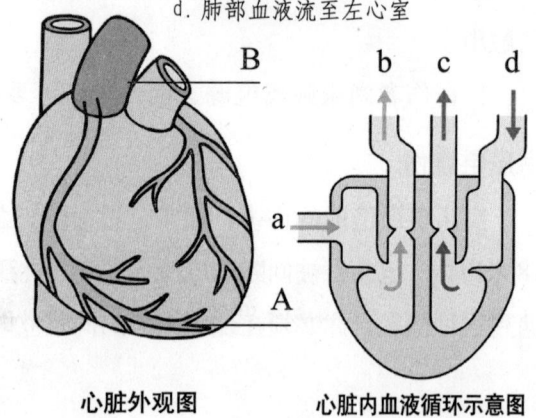

a. 头部和身体的血液回流至右心房
b. 输送到肺部
c. 输送到头部和身体
d. 肺部血液流至左心室

心脏外观图　　心脏内血液循环示意图

一旦变得狭窄便会导致心绞痛，若发生阻塞则会导致心脏病。

心脏通过高压向动脉输出血液,再以低压形式通过静脉收回血液。心脏内有两个心房,即左心房和右心房。右心房(从人本身的角度看)是从头部和身体收回血液(而不是从肺部收回血液),然后再输送到肺部。血液从肺部再回到左心房,然后通过左心室输送到身体其他部位。人体的这一血液循环路线像一个8字形。动脉里的血液(有氧血)是鲜红色的,静脉里的血液(无氧血)是暗红色的。

心绞痛

心绞痛是一种心脏疾病引起的症状。它是由于心肌没有获得

心绞痛的急救措施

1. 让患者以最舒适的姿势坐下来。可以将一些衣物叠好当坐垫(a)。2. 询问患者是否随身携带了治疗心绞痛的药。如果有且是药丸的话,让他放在舌头下面(只针对神志清醒的患者)。如果是喷雾药剂,就喷在舌头下面。3. 解开患者紧身的衣物,便于患者呼吸(b)。4. 安抚患者。5. 休息一两分钟后,检查患者的疼痛是否减轻。

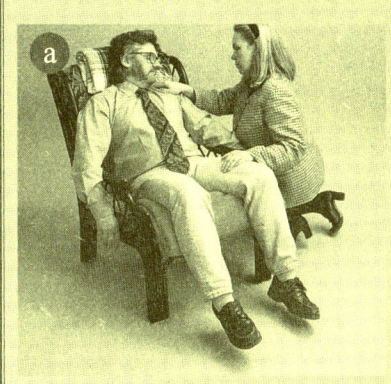
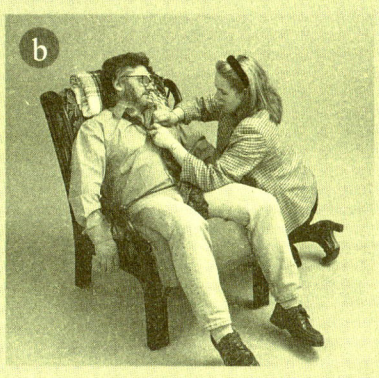

足够的血液来维持正常工作引起的。血液通过冠状动脉输送到心肌。如果这些动脉的某一个分支因为动脉硬化症导致血管窄小，那么就无法为心肌输送足够的血液，心肌也就无法获取其所需的氧气和葡萄糖。心绞痛通常发生在人体力透支或是情绪异常的情况下。

心绞痛的症状

- 胸部中间有揪紧般的疼痛。
- 疼痛扩散到左臂或双臂，穿过背部，上蹿到下颌。
- 开始感觉筋疲力尽。
- 呼吸困难。
- 脸色发白，嘴唇发紫。

急救目标

急救人员所要做的就是尽量减少患者的心脏负荷。

！不要让患者走动。

◆如果疼痛仍未减缓，就不是心绞痛而是心脏病。应该立即将患者送往医院，才能挽救其生命。

心搏停止

心搏停止是指心脏停止跳动。这当然是非常危险的，除非心脏能马上重新开始跳动，否则将很快导致死亡。

心搏停止的症状

- 心搏突然停止的患者会立刻摔倒在地，同时失去意识，一动不动。

心搏停止的急救措施

1. 寻求支援。2. 让现场其他人呼叫救护车。呼叫者必须说清楚患者心搏停止了。3. 对患者实施 2 次嘴对嘴的人工呼吸 (a)。

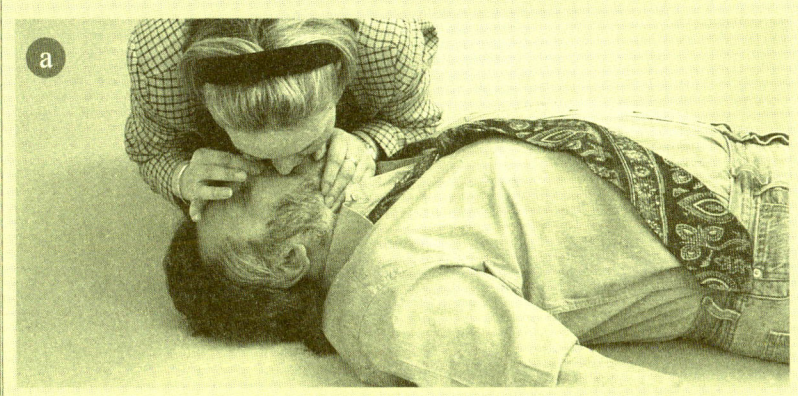

4. 实施胸部按压 (b)。5. 胸部按压 15 次后为患者吹入氧气 2 次，然后按照这样的频率重复进行。继续做抢救工作，直到医务人员到达。

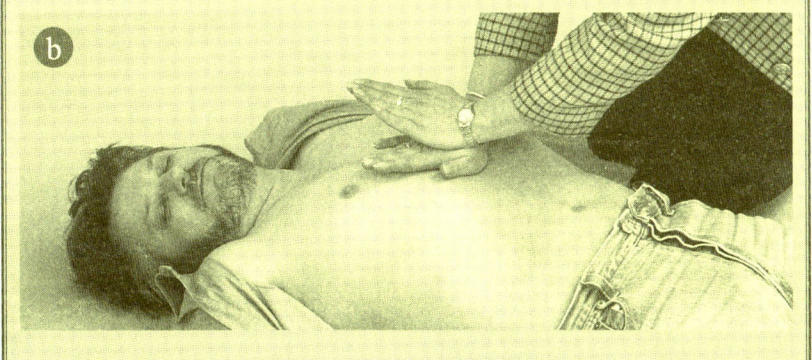

- 患者没有呼吸。
- 患者没有脉搏。
- 患者皮肤呈灰白色。

心脏病

一旦冠状动脉的一个分支被阻塞,由被阻塞的分支提供血液的心肌便会坏死,这种情况下会引发心脏病。如果坏死面积很大的话,可能会导致患者死亡;如果坏死面积很小,患者就有可能恢复健康。在后一种情况下,坏死的肌肉将被瘢痕组织取代,心脏的功能也因此相应地减弱。虽然有些人经过几次心脏病发作最后都幸存下来,但是他们的心脏已经严重衰竭了。

心脏病的症状

- 胸部中间突然出现急速的疼痛感。
- 疼痛蔓延到手臂、背部和喉咙(a)。
- 患者濒临死亡。
- 眩晕或昏倒。
- 身体往外冒汗。
- 肤色苍白。
- 身体虚弱,脉搏跳动快速且无规律(正常的脉搏是每分钟60~80次)。

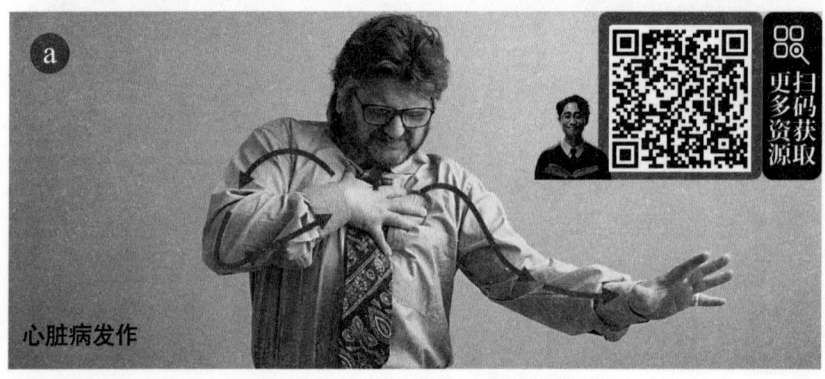

a 心脏病发作

第 4 章 重伤与危险情况下的急救 83

心脏病发作时的急救措施

1. 让神志清醒的患者半躺在椅子上，头、肩膀和膝盖靠在椅子的扶手上 (a)。2. 安抚患者，使患者身体放松。3. 寻求帮助，让现场其他人打电话叫救护车。呼叫者必须说清楚患者心脏病发作时的症状。4. 解开患者脖子、胸部和腰上紧束的衣物 (b)。5. 检查患者的脉搏和呼吸。6. 如果患者昏迷了，使其处于最有利于恢复呼吸的状态，并坚持不断地检查他的脉搏和呼吸。7. 如果患者呼吸停止，急救人员必须对他实施嘴对嘴的人工呼吸。8. 如果患者心跳停止，急救人员必须对他实施胸部按压。

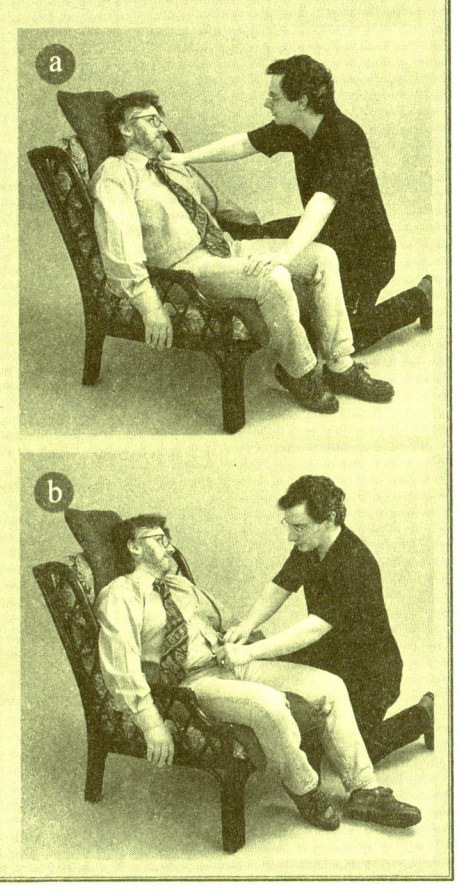

● 没有呼吸。

● 失去意识。

● 心搏可能停止跳动。

！除非情况紧急，否则不要让患者移动。这会给心脏带来不必要的劳累。

！不要让患者吃任何食物。

休克

休克是指人体血管里没有足够的血液或者是心脏输出血液量不够多,以至于无法支持正常血液循环。以上两种情况均会导致人体内血压下降,无法为身体的一些重要器官,尤其是大脑、心脏和肾脏等提供足够的氧气作为动力,使它们无法正常工作甚至彻底停止工作。此时,身体为了这些重要器官,可能会关闭通往其他一些不是很重要的身体部位(如皮肤和肠道)的动脉通道,但这也是有一定极限的,治标不治本。休克是非常危险的症状,如果不及时抢救,伤者会在短时间内有生命危险。

休克的原因

●失血过多。不论是体外失血还是体内失血,如脊柱受伤或体内组织受伤导致的失血,都会导致休克。如果失血过多,会减少向身体某一部位输送的血液量,导致该部位的血管内血液量不足。一般都是动脉出血会引发这样的结果。

●长时间呕吐或腹泻造成的体液流失。这种体液可能来自于体内血液,从而减少了体内血液总量。

●烧伤。大量的体液从体表流失或形成了水疱。

●感染。严重的血液感染会导致血管扩张,使血液里的液体流失到身体组织里。

●心脏衰竭。如果心肌衰竭就无法继续保持人体正常的血液循环了。

休克的症状

●由于皮肤中的血管被"关闭"了,所以伤者皮肤呈白色且冰冷。

- 由于心脏试图保持体内循环系统的运作，所以伤者脉搏跳动迅速。
- 由于心脏跳动无力，所以脉搏微弱。
- 由于对大脑和肌肉的血液供应减少，所以伤者有眩晕和虚弱的感觉。
- 由于血液里没有足够的氧气，所以伤者呼吸非常困难。
- 由于血液里的液体流失，所以伤者感觉非常口渴。
- 由于向大脑提供的血液量减少，伤者可能会出现昏迷现象。

急救目标

如何防止伤者出现更严重的休克现象

1. 急救人员亲自或让现场的其他人打电话叫救护车。2. 让伤者平躺在地板上，使头部一端处于较低的位置，利用地心引力帮助血液流向大脑，尽量不要让伤者移动，降低心跳频率（a）。3. 为伤口止血。4. 安抚伤者。5. 解开紧绑在伤者身上的衣物。6. 将外套或毛毯折叠后放在伤者腿下，抬高腿部位置(b)，让血液流向心脏。7. 用一件外套或一条毛毯盖在伤者身上（c）。8. 大约每2分钟检查一次伤者的脉搏和呼吸。

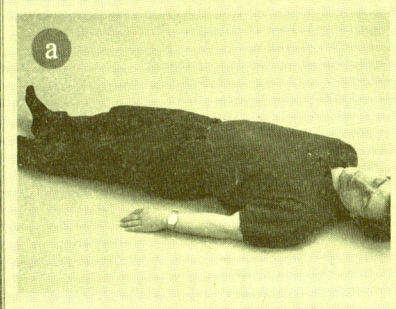
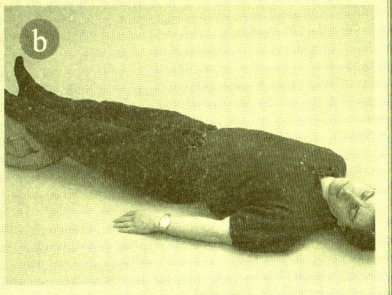

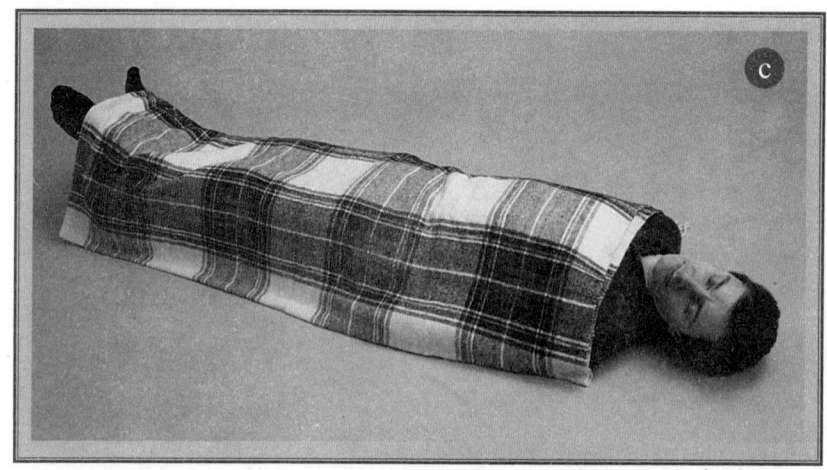

　　急救人员要做的工作就是采取措施防止伤者出现更严重的休克现象，使伤者能够有效利用可获得的有限的血液进行血液循环。

　　！除非遇到特殊情况，否则不要移动伤者，以免加重伤者休克程度。

　　！不要让伤者进食。

　　！不要让伤者吸入烟雾。

　　！不要用热水袋等给伤者取暖。这样做会使血液从身体的主要器官流向皮肤。

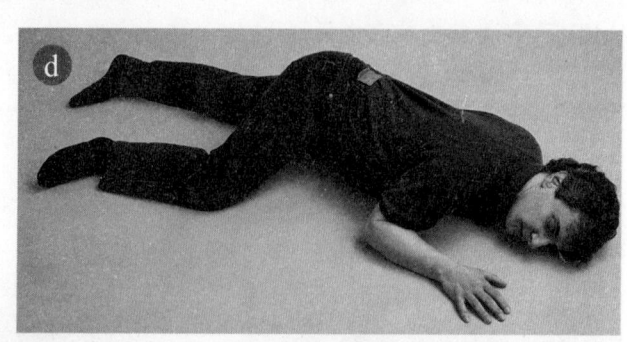

　　◆如果伤者想要呕吐，或者出现呼吸困难、昏迷等现象，应使伤者处于最有利于恢复呼吸的状态（d）。

◆如果伤者停止了呼吸，急救人员应立刻对他实施人工呼吸，有必要的话可以同时对伤者实施胸部按压。

挤压伤

有许多伤害是由于被重物砸到而造成的。这些伤害主要发生于严重的工伤事故和地震导致的房屋、矿井倒塌事故中。挤压伤除了具有骨折和刀伤等常见伤的共同特点外，还具有一些其他特征，这些特征将会影响急救措施的实施。被挤压的肌肉会将大量的毒素释放进血液里，这将会使肾脏发生阻塞，影响正常工作。同时大量的血液也会流入被压伤的肌肉里。

1个小时之内的急救措施

1. 尽快移开压在伤者身上的重物（a）。2. 如果当时只有你一个人在场，立刻请求支援。3. 叫一辆救护车。4. 检查伤者。5. 检查是否有呼吸和脉搏（b）。6. 处理表层流血伤口。7. 治疗休克。8. 如果伤者已经昏迷，让他处于有利于恢复的状态。9. 记录重物压在伤者身上和脱离伤者身上的时间，以便向医务人员传达。

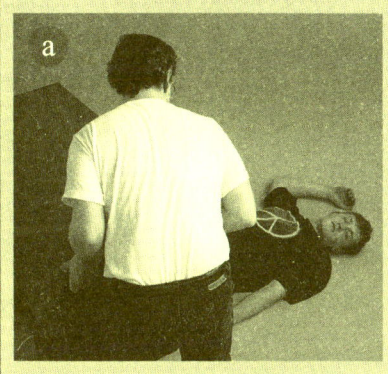 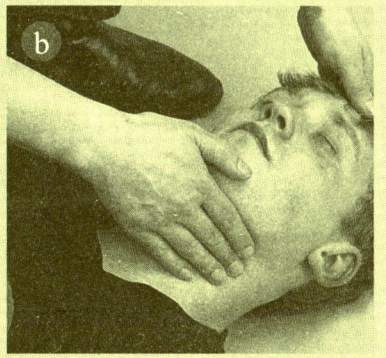

挤压伤的症状

- ●在肌肉部位有重物挤压的感觉。
- ●被压的肌肉周围有较明显的肿胀、瘀伤和水疱出现。
- ●被压部位没有脉搏。
- ●四肢冰冷,被压处颜色苍白。
- ●伤者可能出现休克现象。
- ●有骨折迹象。

时间的重要性

急救措施取决于压力存在的时间。

> **伤者受伤超过1个小时的急救措施**
> 1.使重物保持在原处不动并向伤者解释这样做的原因。2.呼叫急救中心并告知伤者的伤势。3.安抚伤者。

！超过1个小时后,再移动重物会对伤者造成更大的伤害。

脱臼

脱臼通常发生在身体关节部位,当关节的骨头被扭曲错位时就会发生脱臼现象,甚至还可能导致骨折。脱臼既可能是由韧带或关节囊等软组织拉伤引起的,也可能是由于这些组织的非正常松弛而导致的。人体所有的关节都可能发生脱臼,但是有一些关节对软组织的依赖比较大,所以相应地就更容易发生脱臼。最容易脱臼的关节是肩关节,下颌和大拇指指关节脱臼也比较常见。

脱臼的症状

- 关节外部变形。
- 关节无法起作用。
- 关节周围肿胀并有瘀伤。
- 除非关节经常脱臼，否则会疼痛难忍。

肩关节脱臼

肱骨上端位于肩胛里较深的位置（a），很容易向下或向内发生错位（b）。肩关节脱臼通常是摔倒时摔伤手臂造成的。这时，关节囊会被拉伤，骨头会从关节处滑动脱位。

肩关节脱臼的症状

- 手臂看起来比平时长，肩膀上突。
- 伤者不自觉地会用另一只手托着脱臼的手臂。

脱臼的急救措施

1. 使伤者脱臼的手臂处于最舒适的位置。2. 用一个枕头或坐垫托起胳膊，或用悬带或绷带吊起手臂，将受伤的手臂固定起来（c）。3. 将伤者送往医院。

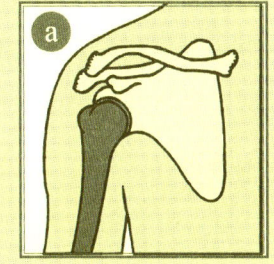
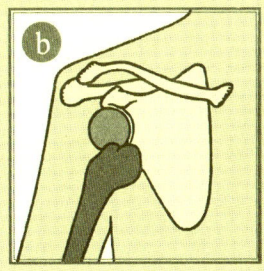
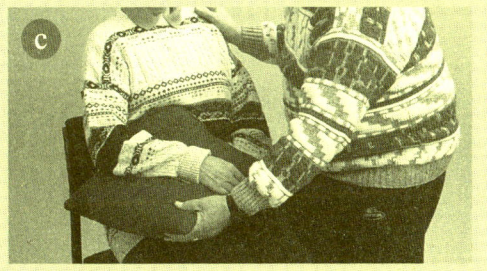

! 不要试图将伤者的骨头移回原位。这样做可能会伤害到骨头周围的神经和组织，同时使骨折更加严重。

! 由于伤者到达医院后需要打麻醉药物，所以在此之前不要给他吃任何食物或喝水。

体温异常

人体本身有很好的调节体温的机制，正常情况下都能将人体内部的温度控制在一定范围内。但是如果人体长时间处于很高或很低的温度下，体内的温度调节机制可能无法继续将人体的温度控制在正常范围内。这便会使人体体温出现过高或过低的异常现象，如出现中暑或体温过低现象。

中暑

中暑是由于患者长时间暴露在高温下导致人体内的温度调节机制失灵造成的。人体体温从正常的37℃上升到41℃或者更高。此时，要想挽救患者的生命就必须尽快采取措施降低患者的体温。

中暑的症状

- 患者感觉无力、眩晕。
- 患者抱怨太热并感觉头痛。
- 患者皮肤干燥、发热。
- 患者脉搏跳动迅速而有力。
- 患者神志不清。
- 患者出现昏迷症状。

> **中暑的急救措施**
> 1. 寻求医疗救助并向对方说明事故详情。2. 使患者处于半躺半坐姿势。3. 脱去患者的所有衣物。4. 用冰凉的湿布包裹患者。5. 不断用凉水泼洒包裹在患者身上的布,使布保持潮湿。6. 对着布扇风,使水汽蒸发,加速降低患者的体温。7. 当患者的皮肤变凉或者温度下降到38℃时停止以上急救措施。8. 小心患者体温可能会回升,有必要时重复步骤4～6。

◆如果患者昏迷,使其处于利于恢复呼吸的状态后再为其降温。然后检查患者的呼吸和脉搏。

中暑衰竭

中暑衰竭是由于人体内的水分或盐过分流失导致的。中暑衰竭有以下症状。

中暑衰竭的症状

- 皮肤苍白、湿冷。
- 身体虚弱。
- 眩晕。
- 头痛。
- 恶心。
- 肌肉痉挛。
- 脉搏跳动迅速。
- 呼吸微弱而急促。

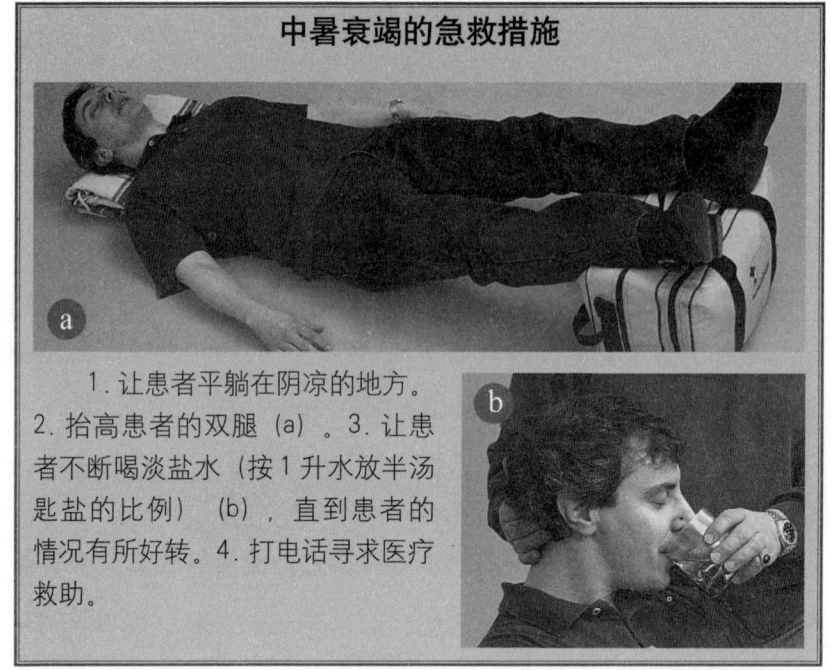

中暑衰竭的急救措施

1. 让患者平躺在阴凉的地方。2. 抬高患者的双腿（a）。3. 让患者不断喝淡盐水（按1升水放半汤匙盐的比例）（b），直到患者的情况有所好转。4. 打电话寻求医疗救助。

针对昏迷的患者

如果患者昏迷，使其处于最利于恢复呼吸的状态，然后打电话叫救护车。

体温过低

体温过低是指人体体温下降到正常体温37℃以下。如果因吹冷风等原因使温度不停地下降，那么人体就无法自行产生热量（如身体颤抖保持体温）。老年人或比较虚弱的人，尤其是瘦弱、劳累和饥饿的人待在温度很低或没有保暖设备的屋子里就容易发生体温过低现象。

体温过低的症状

- 患者身体一开始会颤抖，然后就不再颤抖。
- 患者皮肤冰冷、干燥。
- 患者脉搏跳动缓慢。
- 患者呼吸频率很低。
- 患者体温下降到35℃以下。
- 一开始患者会昏昏欲睡，然后出现昏迷现象。
- 患者可能出现心跳停止现象。

急救目标

　　急救人员的主要目标就是尽快让患者的身体暖和起来。即使患者看起来已经没救了，也不要放弃采取急救措施。人体体温过低不会导致大脑在短时间内缺氧，所以此时患者存活的概率比一般情况下心搏停止的存活概率大。

在野外如何对体温过低的患者实施急救

　　1.寻找医疗救助。2.尽快将患者带到室内或能避风的地方。3.用睡袋或其他隔热物盖住患者。4.和患者躺在一起，用自己的体温温暖患者。5.检查患者的体温。6.检查患者的脉搏。7.在条件允许的情况下，为患者提供一些热的食物和饮料。

在室内如何对体温过低的患者实施急救

　　1.寻找医疗救助。2.如果患者神志清醒且没有受到其他伤害，就直接将他放到温暖的床上，用被子将患者头部（非面部）也盖住。3.为患者提供一些热的食物及饮料。

◆如果患者已经昏迷，急救人员应该对他实施嘴对嘴的人工呼吸和胸部按压。

！不要擦拭患者的四肢或让患者做大量运动。

！不要让患者喝酒，因为酒精有散热作用。

！不要让患者泡进热水里或用热水袋取暖。这样做会让血液从人体的主要器官转移到皮肤表层的血管里。

冻伤

冻伤非常危险，因为它会冻结人体内的血管，阻断被冻部位的血液流通，最后导致被冻部位发生坏疽。

身体凸出的部位，如鼻尖、手指头和脚指头等最容易发生冻伤。被冻伤的身体部位一开始会变冷、变硬、发白，然后就会发红、肿胀。

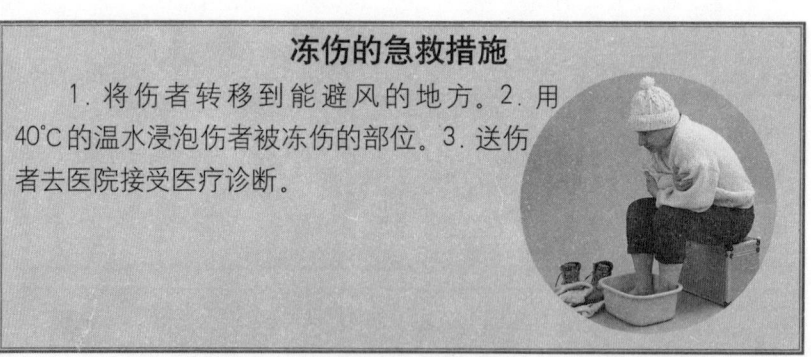

冻伤的急救措施

1. 将伤者转移到能避风的地方。2. 用40℃的温水浸泡伤者被冻伤的部位。3. 送伤者去医院接受医疗诊断。

！应该避免把冻伤的部位一直浸泡在水里，也不要去搓揉。

骨折

骨折的原因、部位与症状

人体任何部位的骨头都可能因为各种原因导致骨折,如直接的暴力行为、弯曲或扭曲、过分用力、用力按压骨骼外的肌肉或一些会对骨骼造成伤害的疾病等。相对于年轻人的骨骼来说,老化的骨骼更容易断裂,所以老年人常常会发生骨折。

有些部位的骨折比较常见。下图列出了最容易发生骨折的一些身体部位。

易骨折部位

a. 头骨
b. 锁骨
c. 肋骨
d. 肘
e. 骨盆
f. 股骨颈
g. 股骨干
h. 脚踝
i. 鼻骨、下颌骨和颧骨
j. 胸骨
k. 肱骨
l. 脊柱
m. 尺骨和桡骨
n. 手腕
o. 脚趾和手指
p. 膝骨
q. 胫骨和腓骨

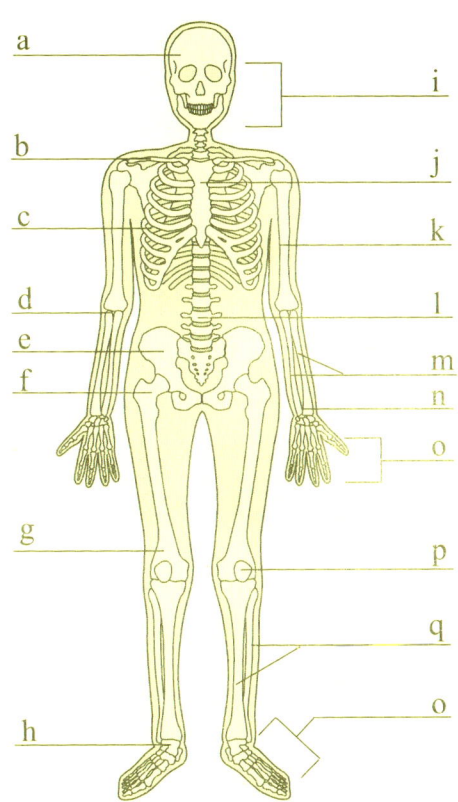

骨折的征兆与迹象

●受到触碰会疼痛难忍（a）。

●受伤部位发生肿胀、瘀伤（b）和变形现象（如骨骼线条不规则或发生骨折的手脚比平时短等）（c）。

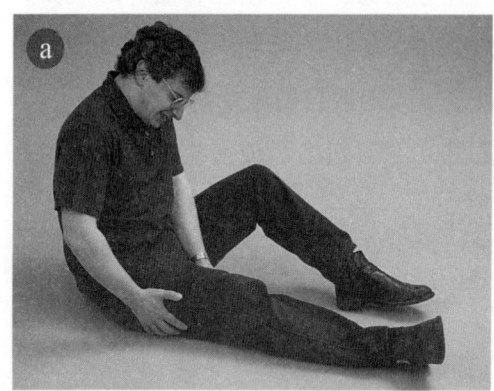
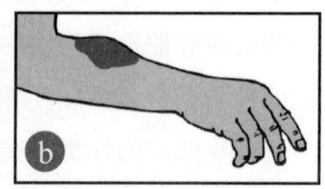
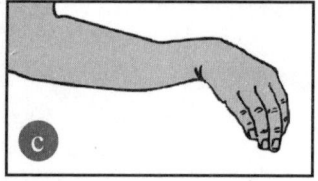

●伤者行动不便。

●受伤的部位无法像以前一样正常活动或无法活动。

●行动时骨头内有摩擦的感觉。

●伤者可能会出现休克症状。

！除非遇到特殊情况，如现场有危险等，否则不要搬动骨折的伤者。

！不要试图检测伤者的骨折程度，否则会对伤者造成进一步伤害。

固定和处理骨折部位

基本要点

●尽量避免触碰伤者骨折的部位。

- 对于腿部受伤的人，只有情况非常紧急时才可以移动伤者。
- 检查伤者骨折处的脉搏。如果骨折处已经没有脉搏，说明伤者伤势比较严重。
- 打电话叫救护车并向医务人员说明事故详情。
- 不要擅自对伤者使用简易夹板等，因为专业医务人员会带来更专业的医疗器械。
- 可以先用纱布垫或悬带等为伤者骨折的手臂或颈部提供支撑，使伤者感觉更舒适。
- 开放骨折需要特别注意。
- 脖子或脊柱发生骨折非常危险，所以必须谨慎处理。
- 如果不得不使用简易夹板，切记不要立即固定伤者的骨折部位，除非是为了防止骨折部位的关节活动。
- 小心地在骨折部位放上纱布垫，但不要用力按压，除非是为了止血。
- 如果腿骨骨折，可以在用纱布垫等将腿部包扎好后再将两条腿用绷带等捆扎固定。
- 肋骨骨折可能会刺穿胸膜，导致空气进入。此时必须立刻缝合伤口，否则可能导致伤者死亡。缝合后再用棉垫牢固包扎伤口。

闭合骨折和开放骨折

闭合骨折的症状

- 骨折处的皮肤未破损，骨头未突出于皮肤。
- 骨折处肿胀。

闭合骨折的急救措施

1. 打电话叫救护车。2. 如果伤者大量流血,尝试按压伤口止血(a)。3. 缝合伤口并止血。4. 用干净的纱布垫或手帕等物覆盖伤口,最好用消毒纱布(b)。5. 再用绷带包扎好伤口(c)。6. 使骨折部位固定不动,然后送伤者去医院。

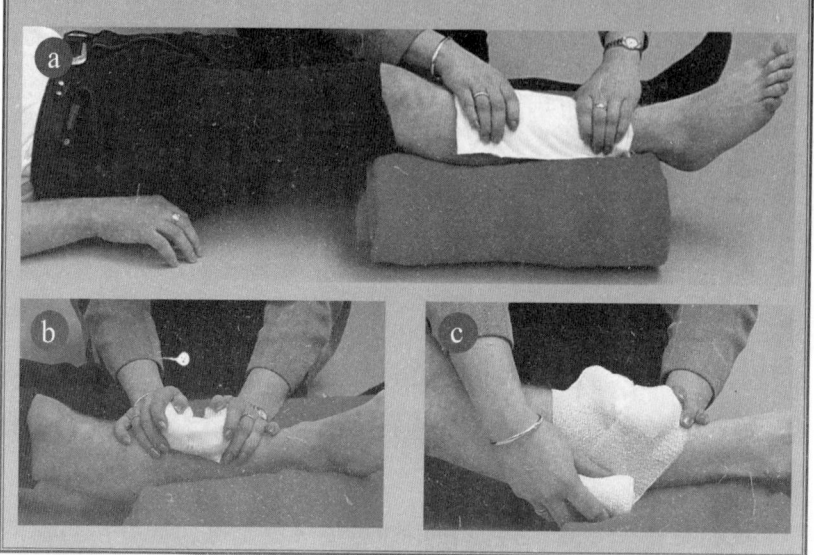

开放骨折的症状

- 通常骨折部位都会有伤口。
- 从伤口外能够看见突出的骨头末端。

开放骨折的急救措施

1. 用消毒纱布或一块干净的衣物等包扎伤口(a)。2. 在纱布外层放一块纱布垫,盖住伤口四周,高度必须超过突出的骨头。3. 将绷带呈对角线放置,安全地包扎好伤口(b)。4. 使受伤部位固定不动。5. 将伤者送往医院。

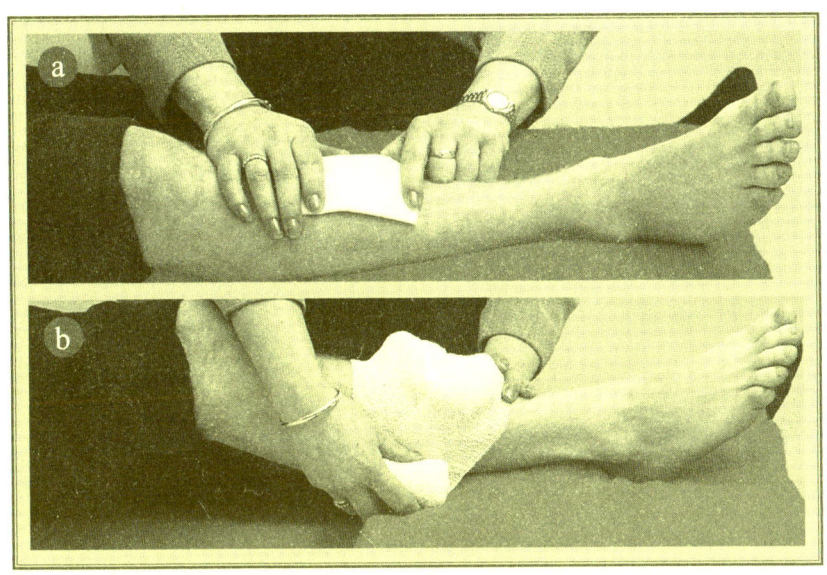

！不要把绷带捆得太紧，否则会阻碍伤者体内血液循环。

！在实施以上急救措施时，用手托住伤者受伤的部位，避免触动受伤的骨骼。

！要始终小心，不要触动伤者骨折部位。急救人员可以用手托住伤者受伤的部位。

颈部骨折

颈部骨折

- 伤者脖子僵硬。
- 伤者的手臂和腿可能无法活动。

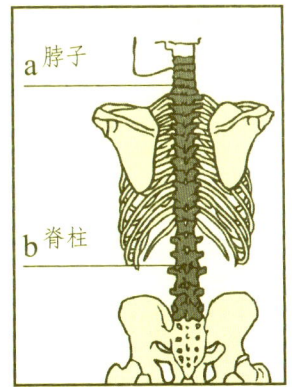

脖子与脊骨

固定和处理骨折的颈部

1.立刻打电话叫救护车。2.让伤者平躺在地板上。3.安抚伤者。4.蹲在伤者头部后上方，双手分别盖住伤者的耳朵两侧，将伤者的头摆正（a）。5.用报纸等物制作一个牢固的颈套套在伤者脖子上，然后仍用双手扶正伤者的头。

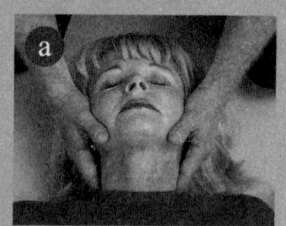

颈套制作与使用

这项工作需要两名急救人员共同完成。颈套必须同时适用于坐着的伤者和躺着的伤者。1.将报纸平铺在一件展开的衣服里，再将它们一起卷起来（b）。2.将颈套中间部位放在伤者下巴下，然后缠绕在伤者的脖子上（c）。3.在正面系一个结将颈套两端连接起来（d）。4.检查伤者呼吸。

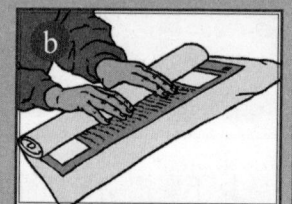

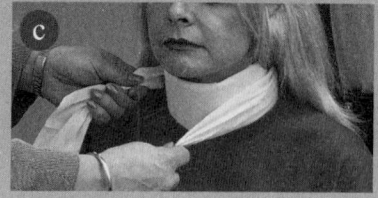
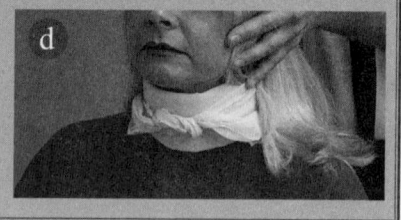

！除非在涉及伤者生命安全的情况下，否则不要轻易移动伤者，因为移动不当的话可能导致伤者终生瘫痪，甚至死亡。

！除非伤者的呼吸道梗阻或没有了呼吸与脉搏，否则不要试图脱去伤者头上已经破碎的安全帽。如何脱去伤者头上破碎的安全帽可参考前文。

！在给伤者戴颈套的过程中要始终保证伤者的头部是挺直的。

！不要将伤者的脖子缠绕得过紧。

◆如果现场没有合适的纸张,就用手托住伤者的脖子和头保持伤者头部挺直,直到医务人员到达。

脊柱骨折

脊柱骨折的症状

- 背部有剧痛感。
- 手臂和腿无法正常活动。
- 骨折以下部位有麻刺感或失去知觉。

固定和处理骨折的脊柱

这项工作需要两名急救人员共同完成。1. 让伤者保持身体不动。2. 检查伤者的呼吸和脉搏是否正常。3. 立刻打电话叫救护车。4. 其中一个急救人员蹲在伤者头部后上方,双手分别盖住伤者耳朵两侧,将伤者的头摆正(a)。5. 将卷起的衣物放在伤者身体两侧,支撑伤者的身体(b)。6. 在伤者两腿之间放上软垫,将伤者臀部、大腿和脚踝处捆绑起来,使两腿并拢(c)。7. 如果伤者出现呕吐症状,将其翻转到有利于脊柱恢复的状态。8. 确保伤者呼吸道通畅。9. 让伤者一直躺着不动,并将其送往医院。

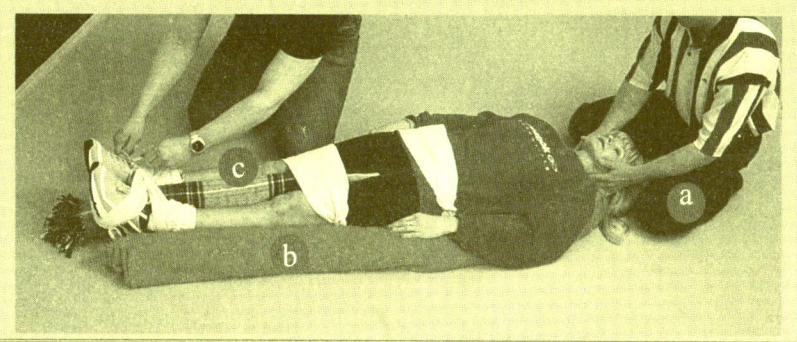

！除非涉及伤者的生命安全，否则不要轻易移动伤者。因为移动不当的话可能会导致伤者终生瘫痪，甚至死亡。

有利于脊柱恢复的最佳状态

该方法只适用于已经昏迷的伤者。1. 这项工作需要6个人共同完成。一个人保持伤者的头、脖子和身体的正面始终处于同一水平线上，避免对伤者造成进一步伤害，同时指挥其他人的行动 (a)。2. 其中3个人跪在伤者身体一侧，另外两个人跪在伤者身体的另一侧。3. 为伤者戴颈套。4. 小心地将伤者的一只手臂举起，同时把身体翻转成侧躺状态，使举起的手臂压在侧躺的身体下方，另外两个人小心地保护伤者，防止在翻动过程中扭伤伤者的脊柱 (b)。5. 将伤者身下的那只手臂移到他的头部下方，并拉直伤者的脖子 (c)。弯曲处于上方的一条腿并使膝盖贴近地面，脚置于在下方的那条腿的小腿上 (d)。继续保持伤者的头、脖子和身体正面处于同一水平线上。

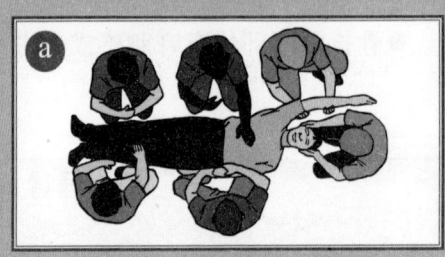

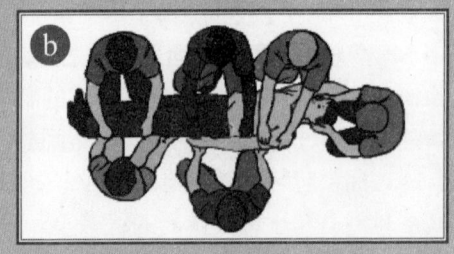

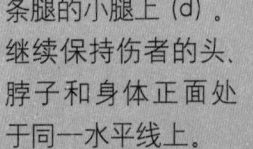

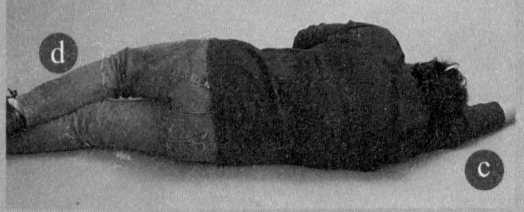

肌肉拉伤

常见的肌肉拉伤

人体有几百块肌肉,其中任何一块肌肉都有可能被拉伤。比较常见的是四肢肌肉拉伤和背部肌肉拉伤。肌肉拉伤有以下几种情况:肌肉瘀伤、肌肉被拉伸、肌肉被撕裂、肌肉被割裂或肌肉与骨分离。肌肉拉伤的严重程度通常根据肌肉受到的损害程度来判断。严重的肌肉拉伤通常伴随出现骨折症状,此时,必须立刻送往医院就医。

肌肉拉伤的症状

- 按压拉伤部位的肌肉时会感觉疼痛,身体虚弱。
- 拉伤部位的肌肉出现肿胀和僵硬现象。
- 伤者可能会出现痉挛现象。
- 受影响的肌肉无法正常活动。

肌肉拉伤的急救措施

1. 让伤者坐下或躺下。2. 使受伤的部位处于最舒适的位置。如果是腿部肌肉拉伤,可以将腿吊起来。3. 在受伤部位放上一个冷敷袋(冰块或冷冻食物,如冰豌豆)(a),用绷带将冷敷袋绑在受伤部位,持续半小时左右,可以减轻体内流血或者瘀伤症状。4. 用绷带和厚厚的棉垫牢牢地包扎受伤部位(b),有助于减轻肿胀。

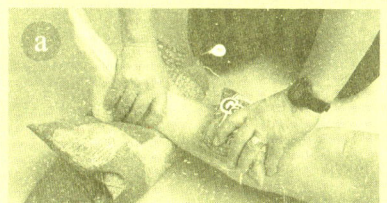 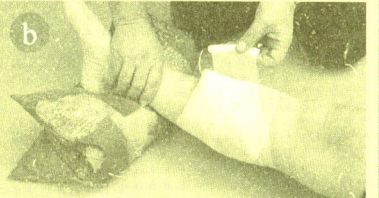

如何判断骨骼、关节和肌肉受到损伤

某些损伤从表面就可以判断出,如开放骨折或大拇指错位,而另一些骨折则要通过照X线才能发现。判断伤情时,如果不清楚受伤部位的情况,要尽量注意伤势特征,尽量弄清楚受伤的原因和造成伤势的外力有多大。

要记住受伤部位的形状、位置和表象,与未伤部位加以比较,如果不能确定受伤程度,要按骨折的方法进行处理。

判断方法包括:
- 近期受重击和摔倒。
- 碎骨或拉伤的韧带有咔嚓声。
- 拉伤的肌肉有剧痛。
- 肢体难以正常活动或完全不能动(比如不能走路)。
- 伤处或其附近疼痛,一动更疼。剧痛通常表明关节错位。若轻压伤处即感到剧痛,则是骨折的症状。
- 骨折处有变形、肿胀和瘀血现象。
- 骨骼末端能听到或觉出摩擦声。不要故意使其发出这种声音。
- 受伤的肢体可能缩短、变形和扭歪。

第 5 章
家庭常见事故的急救

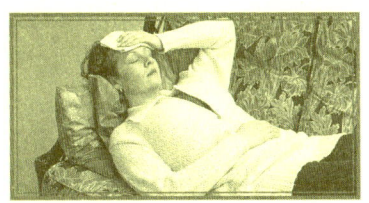

　　本章内容主要为大家介绍了一些无须到医院就医的家庭常见事故的处理方式。但是有些事故看似危害不大，事实上还是具有潜在危险的，所以也需要及时就医。相对于重伤来说，这些伤害程度轻微的事故在日常生活中更为常见，通常情况下，只需进行一些简单的急救处理即可。但是，一定要保证伤者能够完全康复，如果经过简单处理后伤势不见好转，必须立即就医。

身体疼痛

背痛

背痛是由各种不同原因引起的,其疼痛程度不一,有的严重,有的并无大碍。通常情况下,背痛并不会带来严重后果,但是如果出现以下症状,就必须立即就医治疗。

背痛的症状

- 非常疼痛。
- 疼痛持续时间长。
- 一条腿麻木、无力。
- 膀胱和肠道出现问题。

如何缓解背痛

1. 用热水袋温暖患者背部。2. 在咨询患者意见之后,如有必要可以让他服用阿司匹林、对乙酰氨基酚或布洛芬等药暂时缓解疼痛。

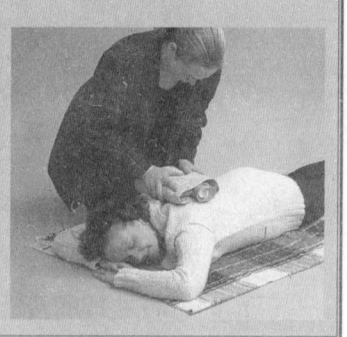

◆如果一两天后伤者仍未好转,请到医院就医。

头痛

大部分头痛症状是由于患者内心紧张引发头部肌肉紧张导致

的。当然,也有一些头痛症状是由其他一些非常见因素引起的。

头痛的原因

- 饮酒过量。
- 饥饿。
- 劳累。
- 沉闷的天气。
- 偏头痛。
- 敏感症。

一般情况下,头痛并不会带来严重后果,只有少数头痛症状可能是由严重疾病引起的,如脑瘤、高血压或者动脉瘤等。一般体外伤不会导致头痛。

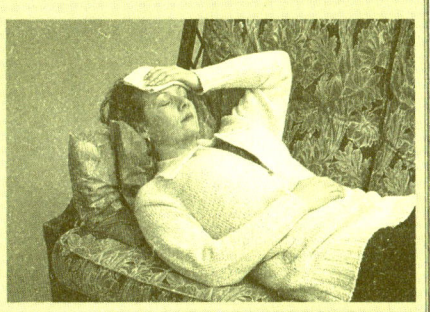

如何消除头痛症状

1. 让伤者放松心情。2. 服用一些止痛药。3. 用冷敷袋或热水袋敷在伤者前额。

不明原因的头痛

对于这样的头痛症状,患者要及时告知身边的人并到医院做检查,尤其是出现了身体虚弱、失去知觉或视力减弱等并发症时,更要予以足够的重视。

耳痛

很多孩子的中耳（a）和整个耳道（b）容易发炎，进而影响到鼓膜（c），这些孩子比较容易出现耳痛的症状。另外，耳道受到微小震动也会导致耳痛。

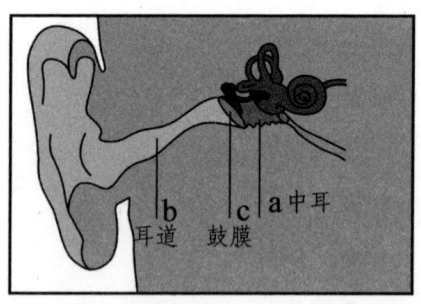

如果患者出现以下症状，请立即去医院就医。

耳痛的症状

- 耳朵发热。
- 耳朵失去听觉。
- 耳朵向外流脓。

如何缓解耳朵疼痛

1.吃止痛药，但要有所节制。2.测量伤者的体温，如果伤者有发热症状，立即去医院就诊。

◆如果疼痛时间超过一天，请去医院就医。

！不要让12岁以下儿童服用阿司匹林，可以让他服用适量的对乙酰氨基酚。

痛经

痛经是女性比较常见的生理问题，一般不会引起严重后果。

如何减轻痛经症状

1. 服用布洛芬、阿司匹林或可待因等止痛药片。2. 如果疼痛严重,可以洗个热水澡,然后躺在床上休息片刻,最好在被子里放个热水袋用来取暖。

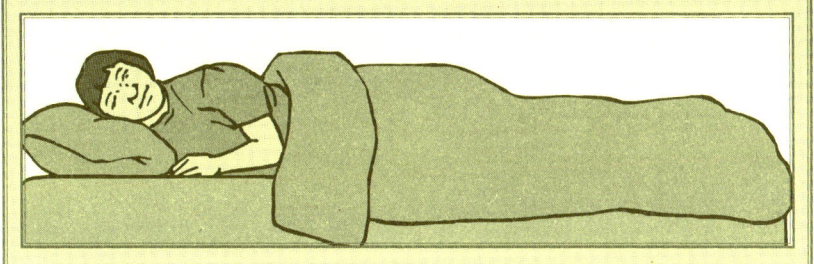

◆如果疼痛非常严重而且不见好转,可能是盆腔发炎或激素失调等体内循环失调或其他妇科疾病引起的,需要去医院就医。

口服避孕药

通常情况下,避孕药对治疗严重痛经非常有效。因为避孕药可以阻止女性排卵。女性不排卵就不会出现痛经的症状。

鼻窦痛

急性鼻窦炎一般是由感冒引起的,会使鼻窦疼痛,通常患者会感觉到眼睛上方、下方及两眼之间部位有阵阵疼痛。鼻窦痛通常伴随着发热症状,这时最好去医院就医。

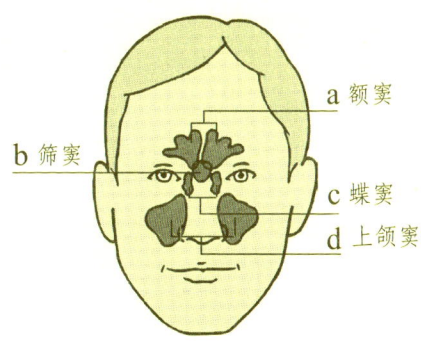

鼻窦疼痛常出现的部位

a 额窦
b 筛窦
c 蝶窦
d 上颌窦

> **如何缓解鼻窦疼痛**
> 1.用减充血的滴鼻剂或者喷雾剂滴鼻子，也可以在碗里盛上热水，再用鼻子去吸水蒸气，同时在头上用一块毛巾搭成一个"凉篷"，以使更多的水蒸气吸入鼻腔，这种方法也非常有效。2.吸入安息香胶的酊剂也是治疗鼻窦痛的常用方法。这些药材都不是处方药，所以很容易在药店买到。

牙痛

牙痛是指下颌内部和牙齿疼痛，包括持续性疼痛、间歇性疼痛和剧痛等多种情况。

牙痛的原因

- 牙齿被腐蚀伴随着牙龈发炎（a）。
- 长智齿。
- 牙齿长得过深且不整齐。
- 牙齿断裂。

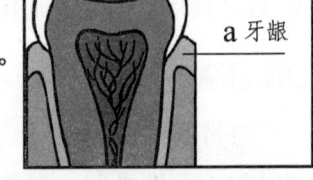

> **如何缓解牙痛**
> 缓解牙痛的方法有很多，应该根据不同的牙痛症状采用不同的治疗方法。
> 1.如果因为吃了太多酸的或甜的、冷的食物而引起牙痛，可以在牙上涂抹牙膏缓解疼痛。2.在受影响的牙齿上涂上丁香油（b）。3.伤者可以在脸上放个热水袋从外部热敷牙齿。4.疼痛难忍时可以服用止痛药。

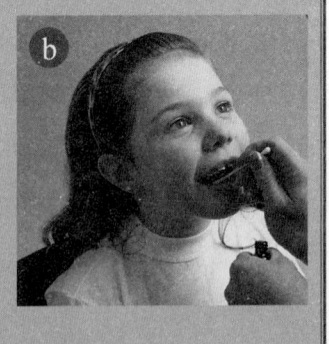

◆如果疼痛一直持续，应立刻去看牙医，以免被腐蚀的牙齿发生感染。

被动物叮咬造成的伤害

被猫、狗和人咬伤

猫、狗等动物和人的口腔内有很多生物，其中一些可以产生感染物，甚至可以带来致命的疾病，例如狂犬病。所以，如果被动物或人咬破了皮肤，必须高度重视，对伤口进行必要的治疗。

> **如何处理被叮咬的伤口**
> 1. 立即用大量肥皂水清洗伤口。2. 任由伤口流血，可以带走伤口上的细菌。3. 将纱布放在双氧水里浸泡后再包扎伤口，可以降低感染风险。4. 咨询医生是否需要注射破伤风疫苗和抗生素等。5. 如果怀疑伤者可能感染了狂犬病病毒，应立即将其送医院治疗。

狂犬病确诊

为了核实或排除狂犬病病毒感染，必须对疑似患上狂犬病的动物或人进行医学检查。必要时还需要将疑似患上狂犬病的动物或人隔离。

被蛇咬伤

在一些多蛇的国家和地区，常常发生毒蛇咬人的事件。毒蛇聚集地区的医疗专家收集了很多抗蛇毒素，用来治疗被蛇咬的伤口。

被蛇咬伤的症状

●伤口疼痛且肿胀。

●伤口有明显的小孔状蛇齿印。

●视力下降。

●出现恶心、呕吐现象。

●呼吸困难。

被蛇咬伤后的急救措施

1. 让伤者躺下休息（a），使其心跳减速，减缓毒素扩散速度。2. 清理伤口，洗去伤口周围的毒液（b）。3. 牢固包扎伤口（c）。4. 尽快送伤者去医院。

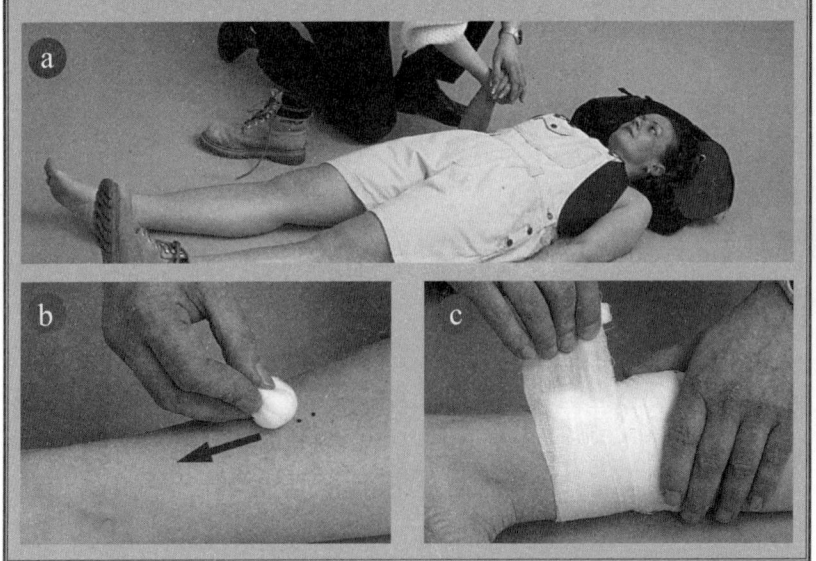

！不要让伤者移动。

！不要举起伤者的肢体。

！不要用刀划伤口或烧烙伤口。

被昆虫叮咬受伤

其实常说的被昆虫咬并不是真的被昆虫咬了,只是昆虫将其唾液注入人的皮肤里,使皮肤受到其唾液里的一些物质的刺激。这些物质会使你产生过敏症状——皮肤泛红、肿胀——通常持续1~2天。另外,可能还会出现一些不良反应,那是昆虫的粪便渗进皮肤导致的。严重的不良反应可能会危及生命,尤其是喉咙肿胀等症状。

> **被昆虫叮咬受伤后的急救措施**
> 1. 用肥皂水彻底清洗皮肤。2. 如果局部或全身出现严重的不良反应,应该立刻去医院就医。

被昆虫蜇伤

被昆虫蜇伤是指人被蜜蜂、黄蜂、大黄蜂等蜇后,被具有很强刺激性的毒液感染。这通常会导致局部皮肤疼痛、红肿,不过基本上不会对人造成太大伤害。但是,如果同时被蜇很多次,就可能很危险了。如果伤者以前被某种昆虫蜇过,并对其过敏,那么再次被同样的昆虫蜇也会非常危险。

! 不要用钳子拔除螫针,这样做可能会把毒液挤到皮肤里。

口腔或喉咙被蜇

急救人员应立即送伤者去医院。这类蜇伤可能会使伤者喉咙肿胀、呼吸道梗阻,导致伤者死亡。

普通的过敏反应

任何一种过敏反应都要立即去医院就医。

被昆虫蜇伤后的急救措施

1. 用指甲盖或一把钝刀小心地刮昆虫蜇咬后留在皮肤上的螯针(a)。2. 用肥皂水清洗受影响的皮肤(b)，然后冰敷伤口(c)。3. 让伤者服用止痛药。

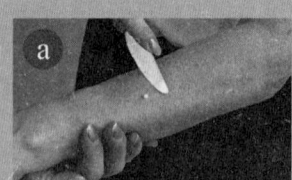
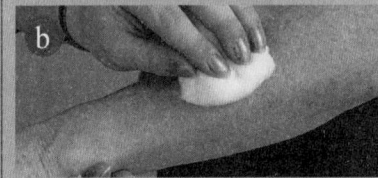
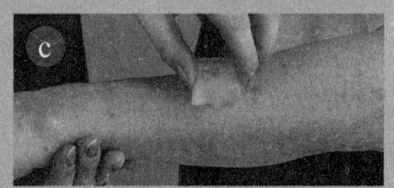

伤者被蜇后昏倒时的急救措施

1. 检查伤者呼吸。2. 检查伤者脉搏。3. 如果需要的话，立即对伤者实施嘴对嘴的人工呼吸和胸部按压。

眼圈瘀青

眼睑周围的皮肤非常薄，且布满了大血管。眼圈瘀青(a)就是由于伤到了这些血管，导致血液瘀积在眼睛周围的组织，使眼圈发黑。

当眼圈部位的血液开始向四周流动时，不用采取什么措施，等着血液完全散开就行。恢复所需要的时间根据眼圈乌黑的严重程度

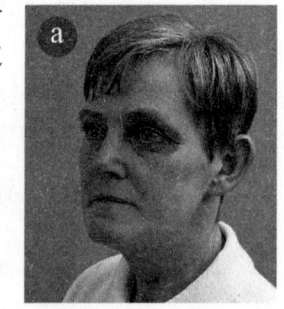

不同而不同，一般为 2～3 周。在此期间，眼睛周围的皮肤在不同时间段会呈现不同的颜色。

眼圈瘀青的治疗措施

1. 眼睛受伤后立即用冷敷袋（一袋冰豌豆等）冷敷眼睛周围皮肤（b），可以减轻瘀血程度。2. 立刻检查受伤眼睛的视力状况。3. 如果感觉视力有损伤，可以用手指轻轻拨开眼皮（c），对比两只眼睛的视觉是否有差异。4. 上下左右转动两只眼睛，然后再检查眼睛的视觉状况。

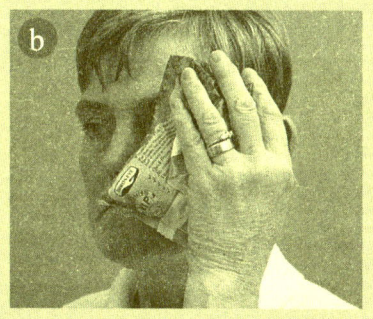 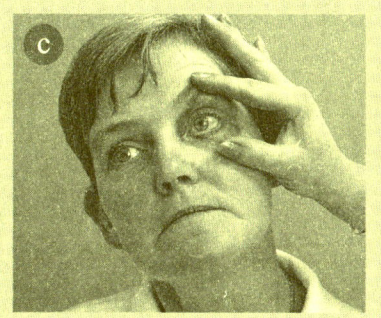

视觉问题

如果出现任何视觉问题，请立即去医院就诊。

流血

轻微的流血现象一般不会引发严重后果，除非是伤者有某种血液问题，如血友病等。

轻微流血一般是因为人体内的小血管受到损伤导致的，如小静脉或毛细血管受到损伤等。如果血液从动脉往外喷涌，即使是流血量很小，也必须立即就医。

各种各样的止血方法都遵循一个总的原则：一直按压伤口。但是不同的伤口必须采用不同的按压方式。

轻微的刀伤、割伤和擦伤引起的流血

皮肤表皮本身具有很好的防感染能力，但是一旦表皮（a）因刀割或摩擦而被撕裂，那么皮下组织（b）就很可能发生感染。

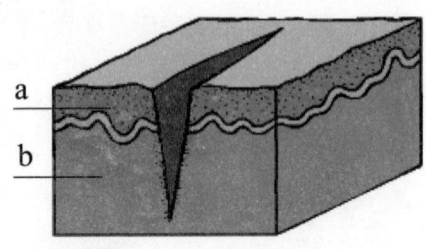

皮肤构造

大部分情况下，人体本身的防御机制能够抵制这种感染，伤口发炎一段时间后会自然痊愈。但是这种感染的次数多了，轻微的伤口也有可能被某些危险的有机体污染，发生严重感染，最后可能导致血液中毒。

如何处理轻微伤口

1. 如果被刀割或擦伤留下轻微伤口，立刻用肥皂水彻底清洗伤口及其周围皮肤（a）。2. 清除伤口上的所有异物与脏物。3. 清洗双手并甩干。4. 用消毒水擦拭伤口周围皮肤（按照药瓶上的说明正

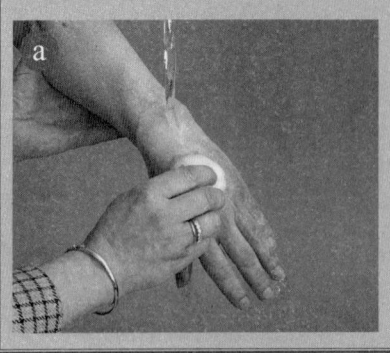
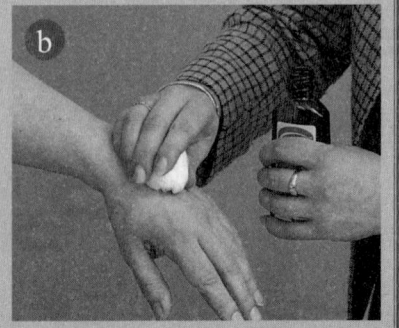

第 5 章 家庭常见事故的急救

确使用)(b)。5.彻底清洗伤口后,用消毒纱布或创可贴包扎伤口(c)。等到伤口愈合后再将纱布取下。在此期间,如果纱布松了或脏了,可以更换。

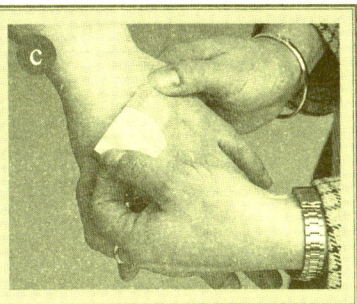

! 不要触摸伤口,也不要用毛巾等物擦拭伤口,即使是用干净毛巾。

! 不要触摸伤口上的纱布。

! 手弄湿后不要用毛巾擦拭而要自行晾干,即使是用刚刚清洗过的毛巾,因为毛巾携带的细菌会感染伤口。

◆一天之后,伤口如果仍没有好转,并且更加疼痛,出现发热、肿胀等症状,必须立即去医院就诊。

痊愈时间

经过正确处理的轻微伤口,一个星期左右就会痊愈。

伤口很深

如果伤口很深,即使是伤口面积很小也要及时治疗。因为这样的伤口有一定的潜在危险,尤其是在造成伤害的物体被污染过的情况下。例如施过肥的土壤含有非常危险的有机物,如果在整理花园时身体某一部位被刺破留下伤口就可能带来严重后果。

流鼻血

鼻子内靠近鼻梁的内表层部位有很多血管。当鼻子受到外力伤害或撞到坚硬物体或挖鼻孔过于用力时，这些血管就会破裂导致出血。一般情况下，流鼻血不会引发严重后果。

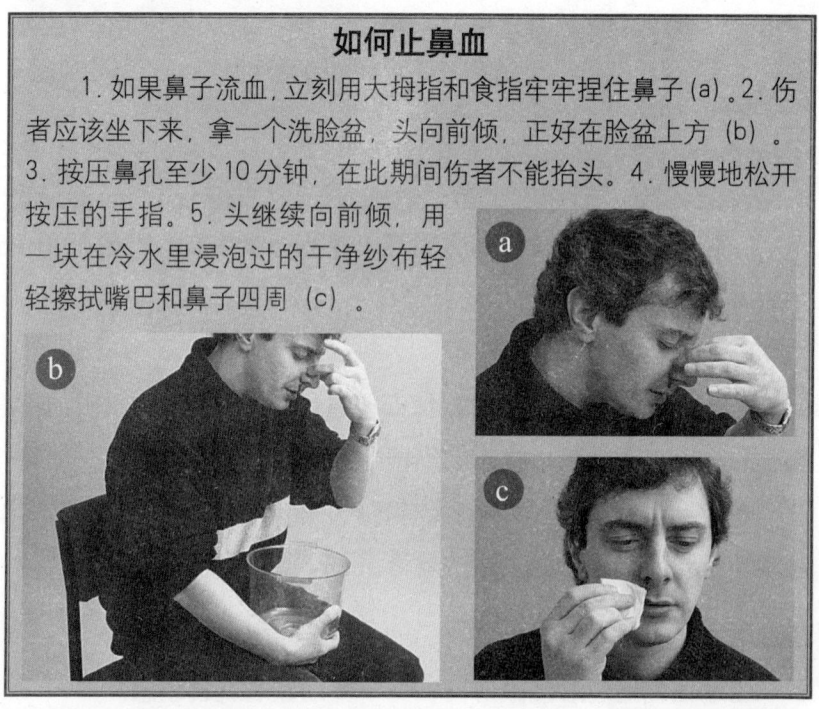

如何止鼻血

1. 如果鼻子流血，立刻用大拇指和食指牢牢捏住鼻子(a)。2. 伤者应该坐下来，拿一个洗脸盆，头向前倾，正好在脸盆上方(b)。3. 按压鼻孔至少10分钟，在此期间伤者不能抬头。4. 慢慢地松开按压的手指。5. 头继续向前倾，用一块在冷水里浸泡过的干净纱布轻轻擦拭嘴巴和鼻子四周(c)。

！如果可能的话，伤者在止住鼻血4个小时内不要触碰鼻子。

◆如果鼻子仍然流血，重复步骤1～5。

◆如果仍然无法止血，应该送伤者去医院就诊。在此期间，伤者必须始终捏紧鼻子。

牙龈出血和牙槽出血

牙龈出血

牙龈出血是在刷牙时容易出现的症状。牙龈出血可能是由于牙龈有毛病，如牙龈炎。也可能是由于平时不够注意口腔卫生引起的。因受伤而引起的齿龈出血一般不会持续很长时间，用手指用力按压就能止血。

牙槽出血

牙槽出血一般是拔牙或因事故使牙齿脱落引起的。另外，如果下颌受伤破裂也会导致牙槽出血。前面两种情况导致的牙槽出血可以采取以下急救措施。

如何处理牙槽出血

1. 用一块纱布垫按压牙槽。也可以用小块干净的手帕，卷成小圆柱状，放在两排牙齿中间（a）。2. 用牙齿咬紧纱布垫，使其紧贴牙槽（b）。至少坚持10分钟。3. 慢慢停止按压。

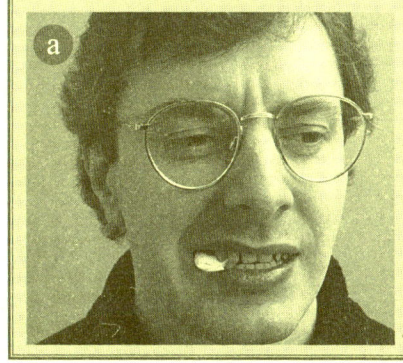 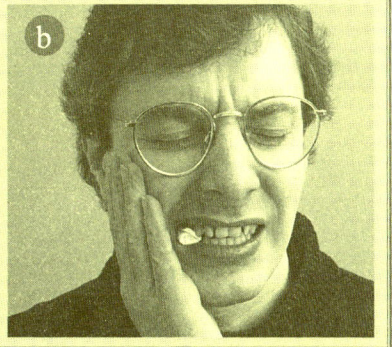

◆如果牙槽继续出血，可能需要按压更长时间，所以请重复以上步骤。

！在取出纱布垫时，千万不要把牙槽里的血块连带抽出来。

◆如果把血块抽了出来，在纱布垫上涂一些消毒的凡士林，使其更加润滑，然后再放回牙齿间。

◆如果以上方法还是无法止血，请去医院就诊。

烧伤

对于严重烧伤事故的处理措施，请参见前文。

轻微烧伤与烫伤

！不要刺破水疱或撕去烫伤部位松弛的外层死皮。

如何处理轻微烧伤与烫伤

1. 即使是轻微的烧伤也要立即冷却伤口，减少对身体组织的伤害。尽快在水龙头下冲洗烧伤部位（a），直到完全冷却为止。2. 用干净的最好是消过毒的布（非绒布料）包扎伤口（b）。

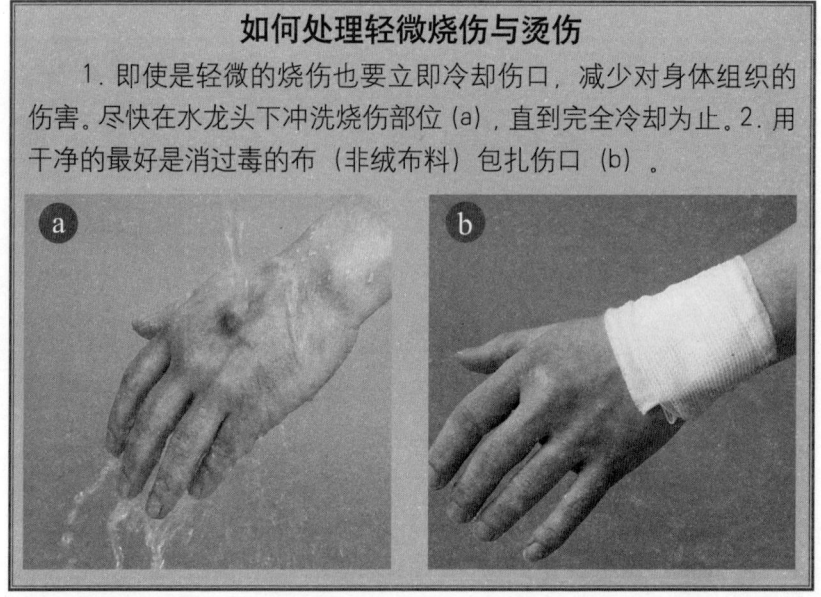

太阳灼伤

太阳灼伤是由于伤者长时间暴露在太阳光下导致的。太阳光里含有紫外线，会破坏皮肤表层细胞并伤害皮肤里的微血管。太阳灼伤分为轻微灼伤和严重灼伤，这两种情况会导致不同的结果，轻微灼伤对皮肤的伤害较小，严重灼伤可能会使皮肤出现水疱。

太阳灼伤引发的后果：

- 立刻感觉身体不舒服。
- 增加皮肤起皱纹和患皮肤癌的概率。

如何处理太阳灼伤

1. 避免皮肤直接被阳光照射。2. 洗个冷水浴，冷却皮肤。3. 不要按压灼伤的皮肤。4. 对于轻微的灼伤，可以用榛子油、天然酸乳酪、炉甘石洗液或某种护肤乳液涂抹晒伤处。5. 如果是更严重的情况，最好保持水疱完整，不要戳破。6. 服用止痛药。7. 如果伤势非常严重，要及时去医院就诊。

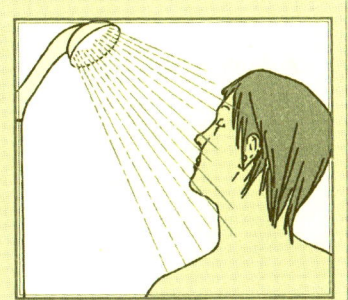

晕厥

晕厥是指大脑短时缺血导致的伤者暂时失去意识的现象，这通常是由于血管扩张，以致没有足够的血压来向体内所有部位输送足够的血液而引起的。有时，心脏突然跳动缓慢也会引起晕厥。

晕厥的原因

- 烦闷或待在温度过高的空间里。
- 站立时间过久。
- 恐惧或极度痛苦。
- 便秘。

晕厥的症状

● 脸色苍白。

● 冒冷汗。

● 眩晕。

● 视力模糊。

● 耳朵嗡嗡作响。

● 失去意识。

● 昏倒在地。

> **晕厥的急救措施**
> 1. 让伤者平躺在地上。2. 将伤者的腿抬高。3. 解开伤者紧身的衣物。

！不要让伤者保持直立的姿势。

！如果伤者呼吸粗重,使其处于有利于恢复呼吸的状态。

发热

发热是指人体体温高于正常体温37℃。发热是由各种各样的原因引起的。

发热的原因

● 最常见的是由细菌或病毒感染引起的发热。

● 甲状腺功能亢进。

● 身体脱水。

● 头部过热。

- 心脏病。
- 淋巴瘤。

> **发热的急救措施**
> 1. 脱去伤者的所有衣物。2. 用微温的水不停地擦拭伤者身体。3. 如果条件允许，让伤者洗个温水澡。4. 如果伤者身体没有受到其他伤害的话，让他服用阿司匹林。5. 任何原因引起的发热都要去看医生。

！高热要及时去医院就诊，不能拖延，否则会损伤大脑。

！不要让12岁以下发热的儿童服用阿司匹林：可能会引发韦氏综合征——一种非常严重的肝脑疾病。

异物

儿童往往会把许多体积较小的异物，如小珠子、小石子、球状物、弹珠、豌豆或豆类果实等，放进他们的耳朵和鼻子里。此外，像鱼钩或一些小碎片等也有可能被儿童不小心扎进身体的某一部位，需要拔除。进入身体里的异物会吸收湿气发生肿胀，所以很难清除出来。

耳朵里的异物

小昆虫有时候会爬进耳道里。它们不可能爬进耳骨里，只能停留在耳道外层，有时会吸附在软软的蜡状物上，直到被驱出。

◆如果小虫仍残留在耳朵里，请立即去医院。

如何清除耳朵里的异物

如果确定耳道里有小虫,用小水壶轻轻地往耳朵里倒入冷水,使小虫随水流出来。

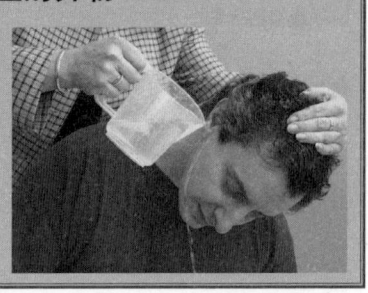

! 不要试图移出耳朵里坚硬的异物,这样做可能会把异物推到耳道深处。应该立即去医院就医。

眼睛里的异物

体积较小的异物经常会进入眼睛的某个部位。它们可能停留在以下几个部位。

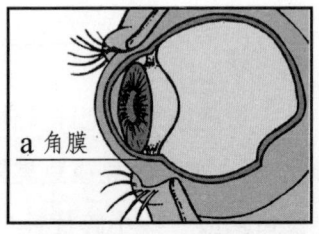

眼睛容易受影响的部位

- 眼球外部。
- 眼皮后面,在按压敏感的角膜(a)时会有刺痛感。
- 运动迅速的金属异物可能会穿过眼睛外膜进入眼睛里面。

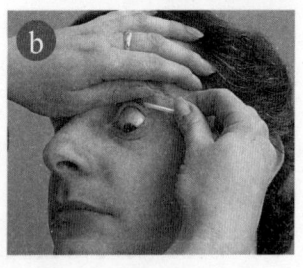

如果异物不容易找到,用火柴棒将眼皮向外翻开来寻找(b)。此时,如果伤者眼睛保持向下看,就更容易操作。

如何清除眼睛里的异物

1. 把头伸入水里，眼睛在水下不停眨动或者让眼睛彻底浸泡在水里清洗（a），就能够清除眼睛里的异物。2. 如果眼皮或角膜里进了砂石，用一张柔软的纸折叠后轻轻除去沙石即可（b）。

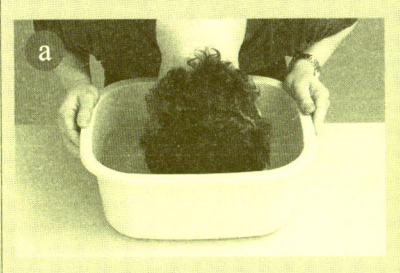
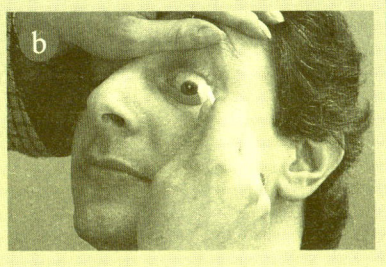

◆如果异物仍未清除，请立即去医院就诊。

！不要用针等尖硬物去清除眼睛里的异物。

！不要试图清除角膜中间的异物，如果伤害到角膜会影响视力。

金属异物

一些来自于旋转研磨机、钻孔机或磨粉机等的金属异物会快速而且悄无声息地进入眼睛里，对视力造成严重损害。发生这种情况通常是非常危险的，因此，必须马上去医院就诊。

鼻子里的异物

◆如果异物仍未被清除，立即去医院就诊。

！如果一次清除没有成功，不要继续进行，否则有可能会将异物推向鼻孔深处。

如何清除鼻子里的异物

鼻孔里的微小异物通常能直接看到，可以用镊子伸进受影响的鼻孔来清除异物。清除异物时要非常小心，最好去医院就医。

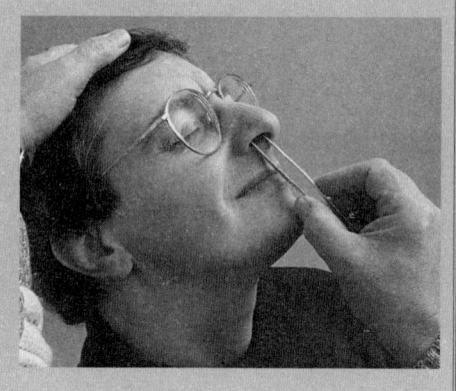

碎片

刺入皮肤里的异物通常是金属或木头碎片。

清除未完全没入皮肤的碎片

1. 如果刺入人体的木头碎片或其他碎片在身体上还露出一截，这时应该用镊子将其夹住拔除。
2. 用肥皂水彻底清洗伤口及其周围皮肤。

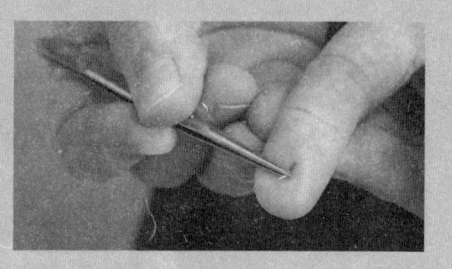

没入皮肤的微小碎片

如果碎片很小且深入到皮肤里面，请采用以下措施进行清除。

清除没入皮肤里面的碎片

1. 用火烧针尖，对针尖进行消毒（a）。2. 用针尖挑起碎片的一端（b），然后用镊子夹出。

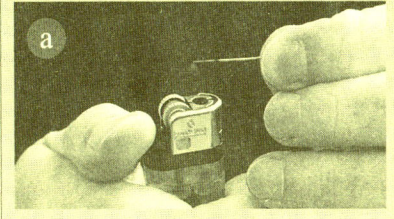 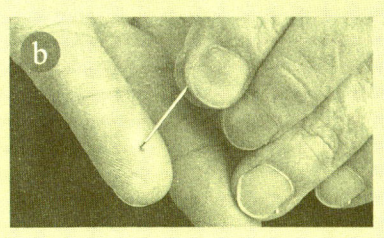

◆如果仍无法清除碎片（尤其是伤口开始发炎），立即去医院就医。

恶心与呕吐

恶心与呕吐是由于某种原因导致胃部或肠道不舒服引起的。通常情况下呕吐能够减轻症状，有利于快速恢复。

恶心与呕吐的原因

- 饮食过量。
- 饮酒过量。
- 食物中毒。
- 肠胃炎。
- 胃及十二指肠溃疡。
- 阑尾炎。

◆如果恶心原因不明，且持续时间超过1天，立即去看医生。
◆如果呕吐原因不明，且持续时间超过1个小时，立即去看医生。

> **如何缓解恶心与呕吐症状**
> 1. 避免进食。2. 只喝少量的白兰地（或水或牛奶）。3. 如果出现其他症状及时向身边的人或医生反映。

疑似中毒

如果有类似中毒的迹象，必须对呕吐物进行化验。

旅行病

旅行病是由于身体长时间不断地、被动地在交通工具上摇晃导致的，它常表现出以下症状。

旅行病的症状

- 打哈欠。
- 呼吸粗重而急促。
- 流涎。
- 恶心。
- 腹部不舒服。
- 脸色苍白。
- 冒冷汗。
- 呕吐。
- 头痛。
- 眩晕。
- 疲乏。

！上车前，不要饮酒，不要吃得太饱。

第 6 章
敷料、绷带和悬带

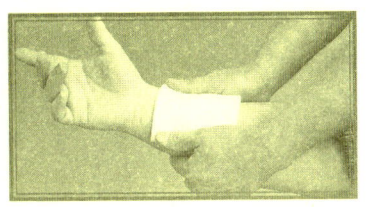

根据伤者的伤势及现场可获得的材料，可以采用各种各样不同的敷料和绷带，并有不同的使用方法。虽然敷料和绷带都能购买到，但是紧急情况下最好用毛巾、手帕或亚麻布等临时代替绷带等使用。

注意不要直接用表面有绒毛的布料包扎伤口，否则会使纤维等粘在伤口上。

敷料

敷料的面积要足够大，能完全覆盖伤口，最好能超出伤口周围2厘米左右。如果条件允许，最好先将其消毒，避免将细菌传染到伤口上。应该用有助于汗水蒸发的材料来制作敷料，否则，如果汗水聚积，弄湿了敷料，就容易滋生细菌。

敷料的作用

- 保护伤口。
- 止血，帮助伤口血液凝结成块。
- 吸收伤口的液体。
- 防止伤口感染。

敷料的使用规则

- 彻底清洗双手。
- 如果伤口不是很大且已经止血，可以用水彻底清洗伤口周围的皮肤。
- 在伤口上涂上大片的敷料，再用棉垫和绷带包扎。这样做可以吸收伤口流出的液体，有助于止血。
- 如果敷料从伤口滑到远离伤口的其他不洁净部位，应该更换，防止感染。
- 通常情况下可以直接用敷料包扎伤口。

！不要将已经滑到不洁净的皮肤上的敷料再移回伤口上。

！不要触摸伤口及可以影响伤口的敷料。

！不要对着伤口或敷料说话或咳嗽。

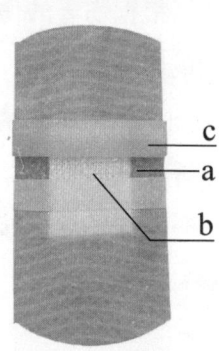

创可贴的构造

创可贴（自粘敷料）

这种敷料背面有黏性（a），上面粘着一块方形纤维布或纱布垫（b），并用一个起保护作用的条状物覆盖着（c）。使用时，将纱布垫对准伤口，直接贴上去。创可贴可以用各种消过毒的包扎材料制作，形状和大小不等。在使用前，要将伤口周围的皮肤清理干净并晾干。

如何使用创可贴

1. 撕开创可贴，将有纱布垫的一面朝下。2. 撕开两边保护条，但不要完全撕去（a），也不要触碰到纱布垫。3. 把纱布垫覆盖在伤口上。4. 彻底撕去两边的保护条，并将两边压牢（b）。

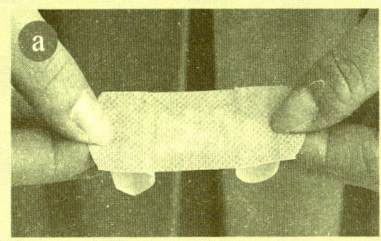 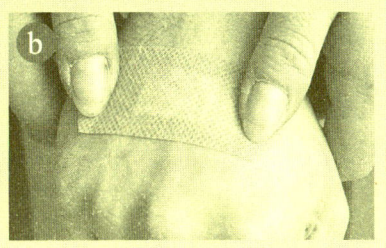

黏性胶带

这种成卷的胶带通常在没有绷带或绷带不好用时用来固定没有黏性的敷料。

片状消毒敷料

为了使用方便，这种敷料已经将多层纱布（a）或棉垫（b）粘在了绷带卷上（c），所

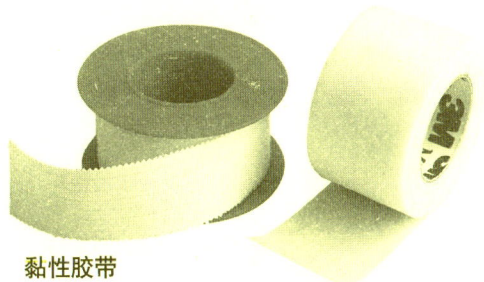

黏性胶带

以最适合包扎面积比较大的伤口。片状消毒敷料可以用消过毒的包扎物制作，形状和大小不等。

纱布敷料

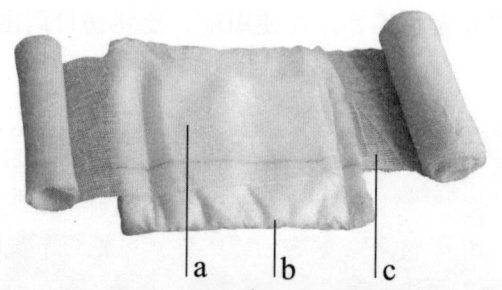

片状敷料的构造

如何使用片状敷料

1. 撕去包装。2. 用一只手拿着绷带和折叠起来的敷料，另一只手从绷带尾部较短的一端将其展开（a）。3. 抓住绷带的两端使敷料对准伤口（b）。展开折叠的敷料。4. 将绷带较短的一头末端缠绕在受伤的肢体上（c），留下一部分（用做最后打结）。5. 用绷带较长的一头末端在伤肢上缠绕，直到敷料稳固地覆盖住伤口为止。6. 将绷带两端系在一起使敷料固定（d）。

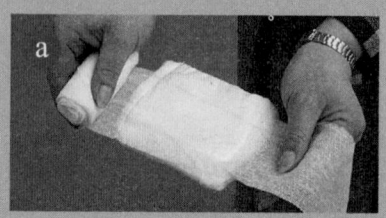
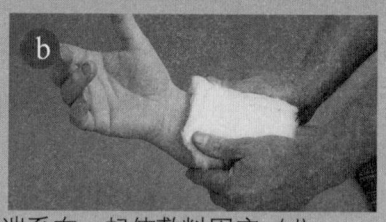
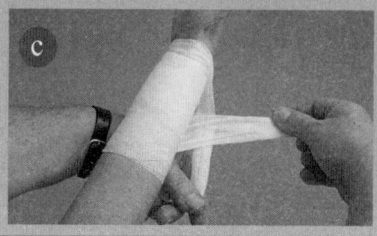
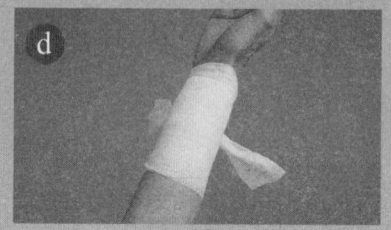

这种敷料上的纱布是没有黏附层的,可以用消毒的包扎带制作。其主要用于需要轻轻包扎的较大的伤口(如烧伤),然后用黏性胶带固定。在没有片状敷料的情况下,可以采用如下方法包扎伤口。

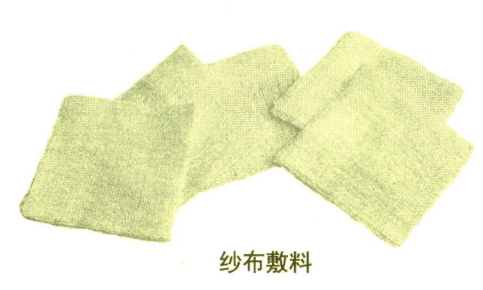
纱布敷料

如何使用纱布敷料

1. 展开纱布敷料,将其对准伤口覆盖在伤口上(a)。2. 用一块棉垫覆盖住敷料(b)。3. 用绷带、黏性胶带固定棉垫和敷料(c)。

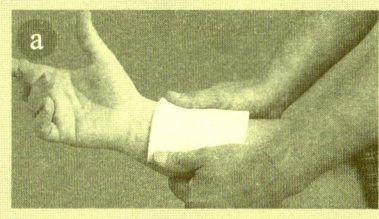
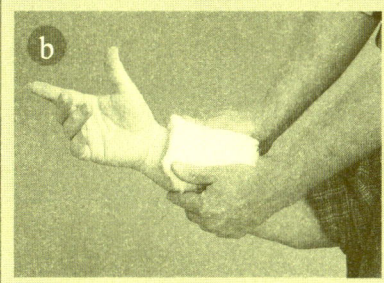
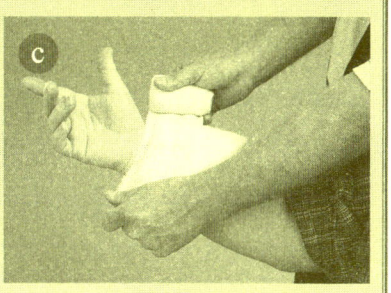

简易敷料

在紧急情况下,没有现成的敷料,可以用干净的、干燥的、吸水性强的、不起毛的材料制作简易的敷料,例如,折叠后的手帕或刚刚洗干净的毛巾,折叠后的卫生纸或面巾纸也可以,然后用围巾等物捆绑起来即可。

绷带

专用的绷带一般都是用棉花、白棉布或特别的纸张等制作的。绷带的种类主要包括两种：绷带卷和三角绷带。

绷带的作用

- 直接按压伤口止血。
- 将敷料固定在伤口上。
- 捆绑受伤的四肢。
- 防止伤口肿胀。
- 支撑受伤的四肢或关节。
- 辅助急救人员移动伤者。

绷带的使用规则

- 让伤者坐下或躺下之后再使用绷带包扎伤口。
- 坐在或站在伤者正面，从他受伤的身体一侧开始包扎伤口。
- 用手托住伤者要包扎的伤口部位。
- 如果伤者是躺在地上的，将绷带绕过伤者的脚踝、膝盖、背和脖子等部位的自然凹凸处，轻轻地将其放在正确的位置上。
- 如果要用绷带固定骨折部位，必须在伤者身体或四肢未受伤处打结。如果身体或四肢正背两面都受伤了，在其中间部位打结。
- 打个方结固定绷带。
- 在捆绑和固定骨折部位之前，要在四肢与躯体之间，以及四肢的多骨区（如膝盖和脚踝）塞上足够多的棉垫。

●伤口周围的组织可能会发生肿胀，所以要不断检查绷带是否绑得太紧。

●在捆绑四肢的时候，要把伤者手指或脚趾露在外面，便于检查伤者的脉搏。

●如果用绷带等直接包扎伤口止血，必须将绷带在包扎的敷料上方打个结。

！在能获得其他柔软材料的情况下，不要用绷带直接包扎伤口。

！绷带不能系得太紧，否则会阻碍伤者血液循环。但它也必须足够牢固才能止血，并把敷料固定在特定位置不移动。

绷带卷

绷带卷是由棉花、纱布或亚麻布等制作而成，每卷一般为5米长。宽度有很多种，可以用于身体不同部位：手指——用2.5厘米宽的绷带；手——用5厘米宽的绷带；手臂——用5或6厘米宽的绷带；腿——用7.5~9厘米宽的绷带；躯干——用10

绷带卷的构造

～15厘米宽的绷带。在使用之前要确定绷带是否足够长。

简单的螺旋形包扎

1. 用手托住要包扎的部位。2. 手握住绷带头一边。3. 把绷带末端放在肢体上,然后从下向上,从内向外将绷带展开,包裹住伤口。4. 按一个特定的倾斜角度缠绕绷带(a)。5. 保持这个倾斜的角度。每绕一圈必须覆盖住前面一圈的2/3,并保持棱边平行(b)。6. 最后用一个水平的角度结束包扎。7. 将绷带边折叠起来(c)。8. 在受伤肢体外远离伤口的位置将绷带固定(d)。9. 检查伤者的呼吸。

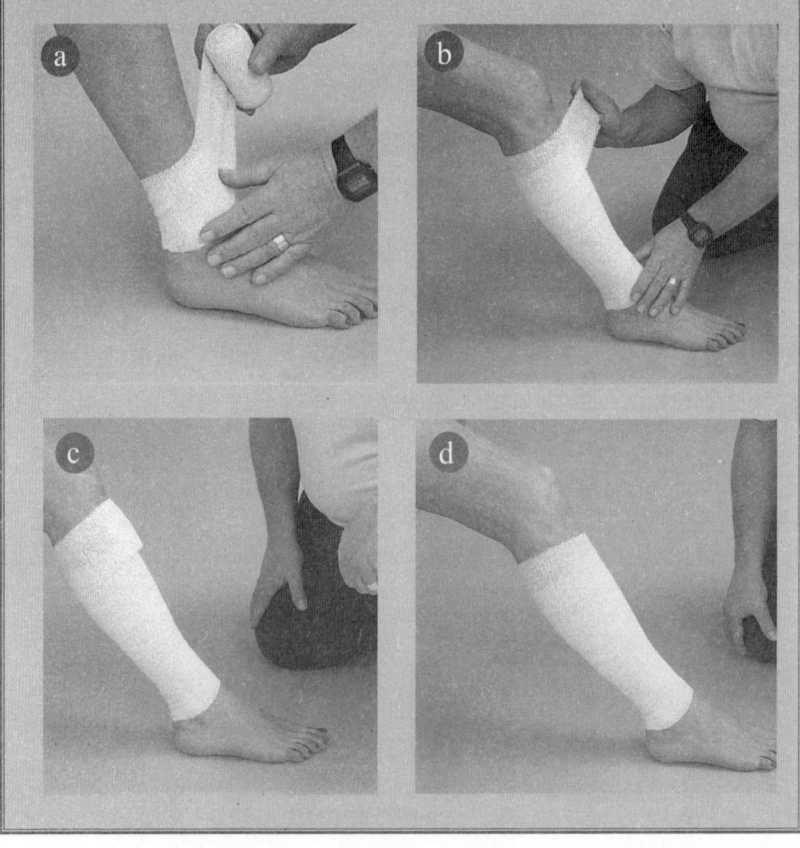

如何使用绷带卷

❗ 如果确实需要使用绷带卷，在使用时必须格外仔细。

因为不必要的移动可能会给伤者带来疼痛甚至会导致休克，所以要避免移动伤者骨折的部位。

固定绷带

可以用以下 3 种方法使绷带固定：

- 用安全别针固定绷带（a）。
- 用黏性胶带或黏性条粘贴绷带（b）。
- 剪断绷带，将末端绕在受伤肢体上，然后将两端系在一起，打个方结（c 和 d）。

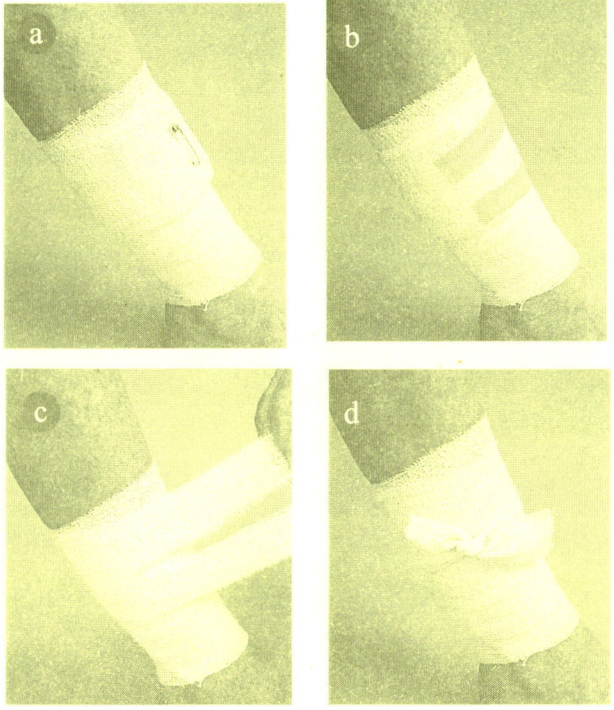

包扎膝盖（或肘部）

1. 让伤者把受伤的肢体放在最舒适的位置。2. 将绷带末端放在膝盖的一侧。3. 让绷带另一端越过膝盖（或肘部），绕在关节处(a)。4. 将绷带顺着腿（或手臂）往上缠绕，覆盖住第一次旋转缠绕绷带的上边沿(b)。5. 使绷带沿着腿（或手臂）往下缠绕，覆盖住第一次旋转缠绕的绷带下边沿。6. 重复步骤4～5，每绕一圈，覆盖住前一圈的2/3。7. 在膝关节（或肘关节）以上的部位以倾斜角度旋转缠绕两圈，结束包扎，并将绷带固定(c)。8. 用测试指甲的方法检查伤者的血液循环。

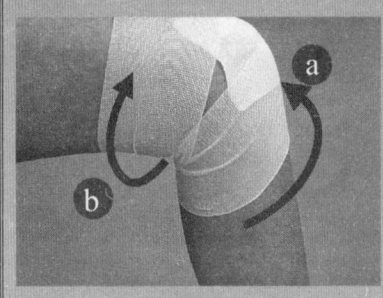 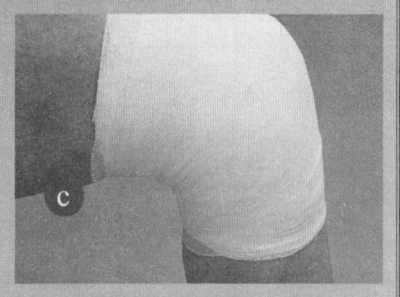

包扎脚和脚踝

1. 把绷带末端放在脚底，顺着脚背缠绕一圈(a)。2. 把绷带从脚背绕到脚踝，呈8字形再从脚踝后绕到脚底再回到脚背(b)。将绷带层层缠绕覆盖住脚背和脚后跟，并托住脚踝。3. 按水平角度在脚踝上绕一圈。4. 将脚踝外折叠的边固定起来(c)。

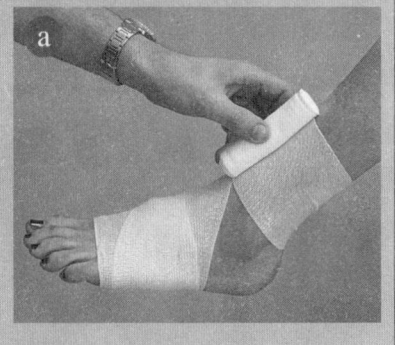

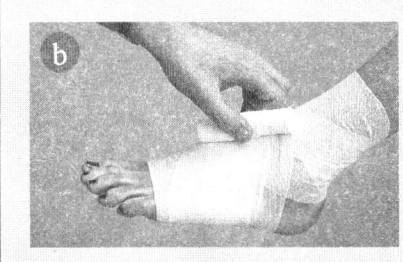
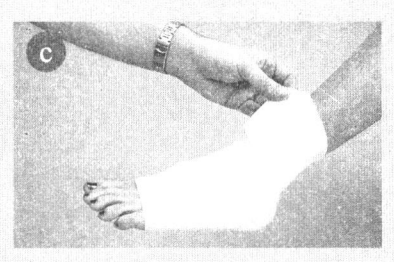

◆如果只是脚受伤,将绷带在脚踝上绕一圈有利于固定绷带。

包扎手

1.让伤者手掌朝下将手摆好。2.将绷带末端放在手腕内,按水平角度绕一圈(a)。3.绷带必须贴着小手指边往手背绕过去,包住整个手掌(b)。4.把绷带头按水平角度绕到手指背部,使绷带最上边达到小手指甲边缘。5.再将绷带向下绕过手掌,然后向手背的对角绕过去,到达手腕。6.就用这样的8字形包扎法包扎住整个手。7.最后在手腕上按水平角度绕一圈。8.用测试指甲的方法检测伤者的血液循环。

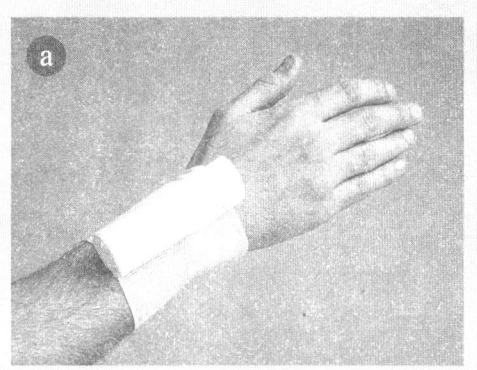
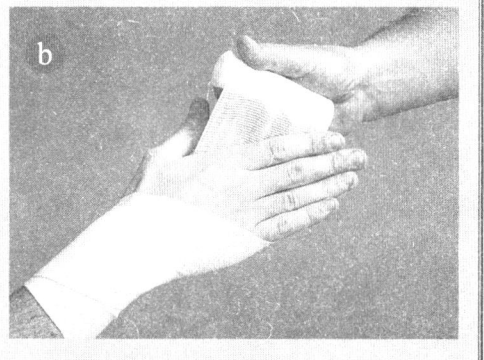

包扎扭伤的手腕

1. 按水平角度将绷带末端绕在手腕上（a）。2. 将绷带从手掌前面向对角的大拇指绕过去（b）。3. 将绷带绕过手背，再经手掌向下绕到手腕背面（c）。4. 重复步骤2～3，直到绑牢手腕。5. 检查伤者的血液循环。

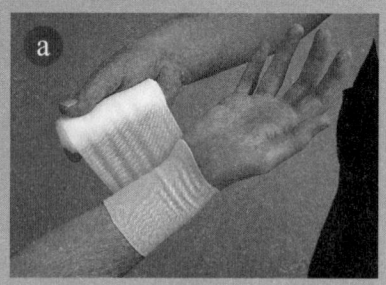
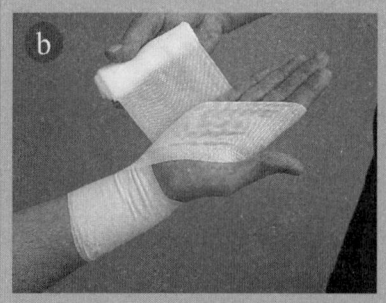
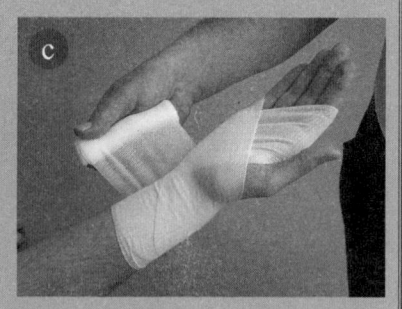

包扎开放骨折或进入了异物的伤口

1. 包扎好开放骨折的伤口（a）。2. 将绷带末端放在包扎伤口的棉垫上（b）。3. 按水平角度绕两圈固定住绷带。将绷带头也绕到棉垫上。4. 将绷带沿对角绕过伤肢下方，然后再回到棉垫上，切记不要触碰到骨头或异物（c）。5. 继续将绷带向下绕回起点。6. 重复步骤4～5，直到固定住棉垫。7. 检查伤者的血液循环。

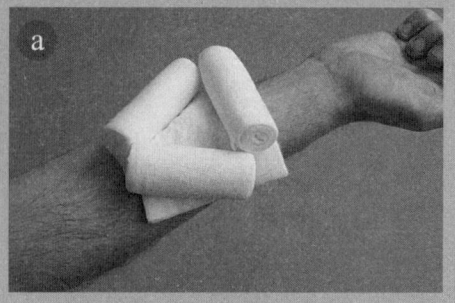

第 6 章 敷料、绷带和悬带

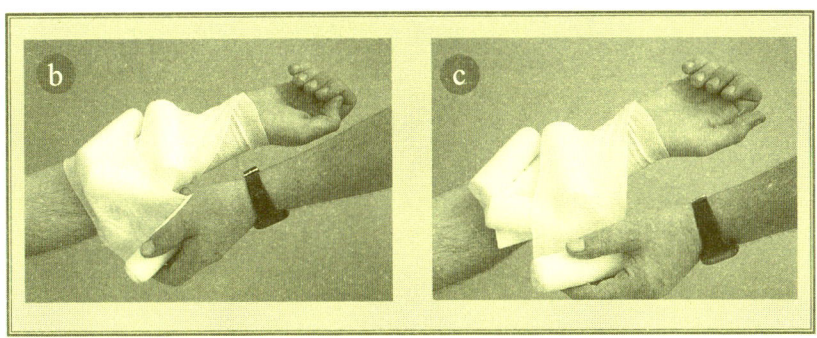

包扎开放骨折伤口

可以按照上述程序进行，但是必须沿着对角线向上和向下缠绕，不能直接在伤口上缠绕绷带，因为这样会给伤口带来过多的压力。

三角绷带

虽然这种绷带也可以买到，但是自己动手剪些材料（例如亚麻布或白棉布）来制作也很简单，每个三角绷带的面积不小于 1 平方厘米。

三角绷带的作用

- 做成悬带支撑或保护受伤的肢体。
- 固定头上、手上或脚上的敷料贴。
- 制作宽窄不一的各种绷带。

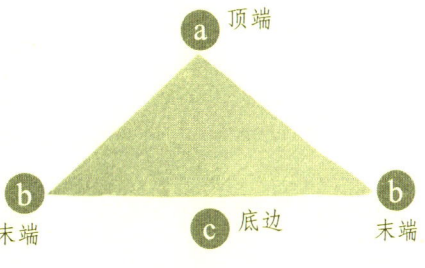

三角绷带的构造

如何使用三角绷带

1. 将底边折起来，折成一条窄边（a）。2. 再将顶端折向底边（b）。3. 按同一方向将整个绷带对折（c）。

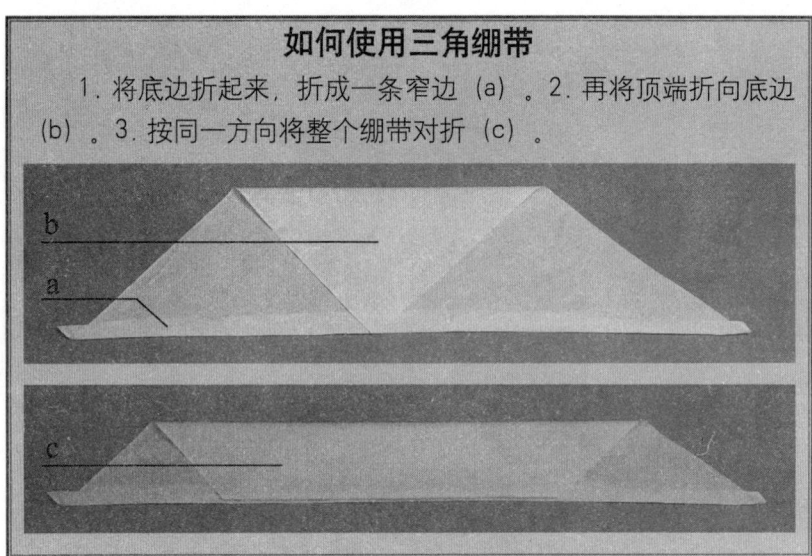

窄绷带

在没有其他绷带时，可以用窄绷带来固定手腕或脚踝关节处的敷料，也可以在固定骨折伤口时用它做成 8 字形绷带捆在手上或脚上。

制作窄绷带

1. 先做一个宽绷带。2. 再将宽绷带向底边对折。

如何捆绑 8 字形绷带

1. 用绷带的一头穿过两只脚踝下方，使脚踝两边的绷带长度相同（a）。
2. 将绷带两端从脚踝上方交叉（b）。
3. 使绷带绕过脚背，在脚掌心位置将两端系在一起，打个方结（c）。

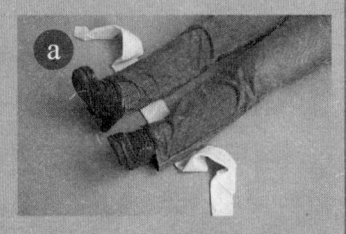

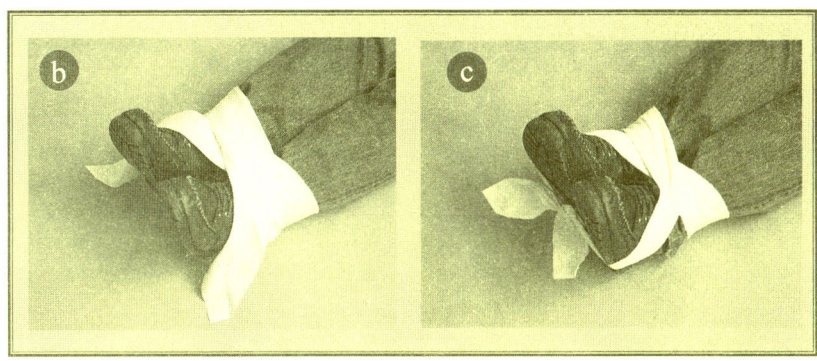

包扎头部

三角绷带还可以用来将敷料固定在头顶上的某一位置,但不要直接用来止血。

如何使用绷带包扎头部

1. 沿三角绷带的底边折一条窄边。2. 将绷带放在伤者头上,使绷带底边的中心位置处于伤者眉心上方 (a)。绷带的顶端和底边的两端都应该垂在伤者头部后面。3. 使绷带底边两端在伤者脑袋后、绷带的顶端处交叉 (b),再绕到头部正前方。绷带的顶端仍然垂在脑后,处于绷带底边两端交叉处的下方。4. 在伤者前额,将

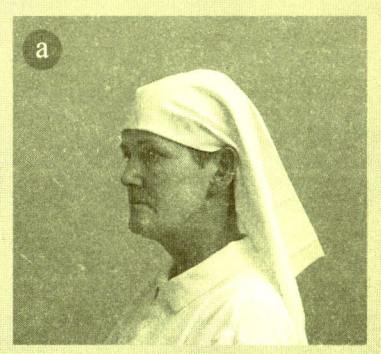
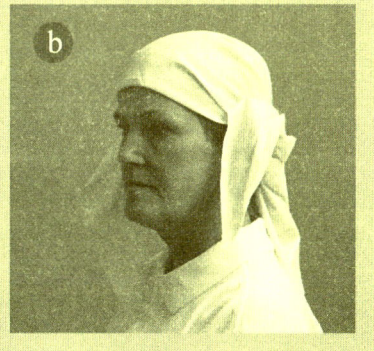

绷带底边两端系在一起，打个方结（c）。5. 一只手稳住伤者的头，另一只手轻轻地将绷带顶端向后拉，使绷带系紧。6. 将绷带顶端拉到头上，固定在头顶的绷带上（d）。

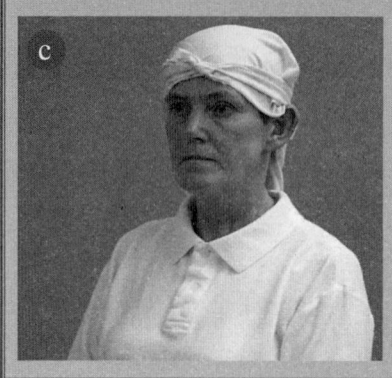
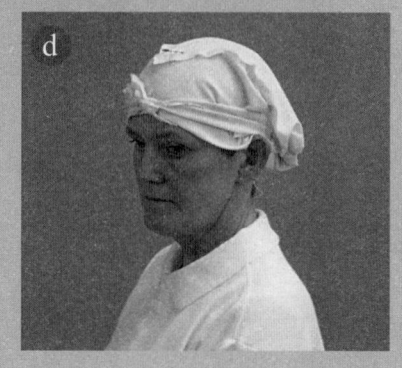

包扎脚（或手）

当敷料必须放在手脚的特定位置，而直接按压又不方便的情况下，可以使用三角绷带进行固定。

如何使用三角绷带包扎脚（或手）

1. 将伤者的脚（或手）放进三角绷带里，顶端处于脚趾或手指的方向，露出一部分（露出部分长度要适中）(a)，底边（向上折起）包住伤者的脚后跟和脚踝（或手腕）(b)。2. 将绷带顶端向上拉起，

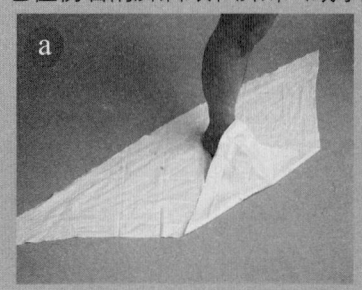
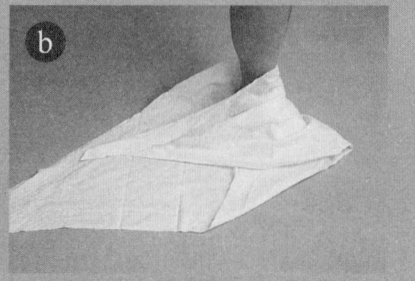

处于胫骨下方。3. 将绷带底边两端绕到脚前（或手背）并交叉（c）。4. 再将底边两端绕到脚踝后（或手腕）交叉，再绕回脚（或手背）前面。5. 在绷带顶端位置打个方结（d）。6. 越过方结，将绷带顶端折叠，并用别针将其固定在脚背（或手背）的绷带上。

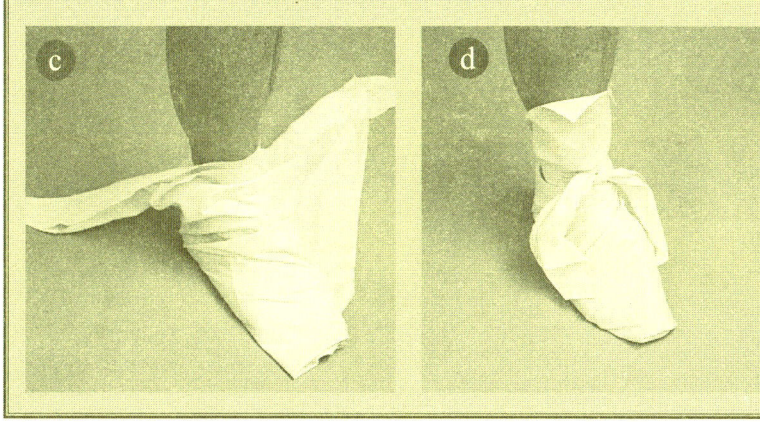

悬带

悬带包括两种：手臂悬带和托臂悬带。通常是从受伤的肢体一侧开始使用，同时急救人员用悬带支撑好伤者的肢体。

悬带的作用

● 支撑和保护伤者受伤的肢体。

● 伤者胸部受伤时，可以防止手臂运动给受伤部位带来进一步伤害。

手臂悬带

当伤者坐着或站立时，才可以使用这种悬带。它可以将前臂固定在胸前特定的位置。如果手臂悬带使用正确的话，伤者的手应该会比肘部的位置略高。

！在实施以上整个程序时急救人员要始终托住伤者的前臂。

如何使用手臂悬带

1. 伤者必须坐下来。把受伤的手臂放在某一合适的位置，使手的位置略高于肘部，并保持该姿态不动。2. 抓住三角绷带底边的一个末端，从受伤手臂和胸部之间穿过，使绷带展开在胸前，保持其中一条边与肘部平行。3. 将处于上方的末端越过未受伤一侧的肩膀，绕过脖子后部，放在受伤一侧的肩膀上（a）。4. 将垂下的一头末端向上拉起，覆盖住前臂，与另一个末端系在一起，在锁骨位置打个方结（b）。5. 将绷带顶端向前拉，用别针固定在胸前的绷带上（c）。6. 检查伤者的血液循环，如果需要的话可以调整绷带或悬带。

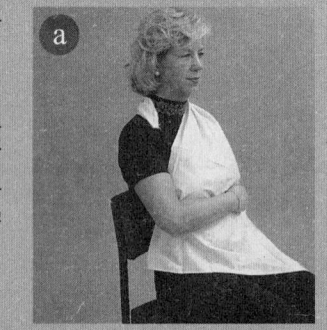

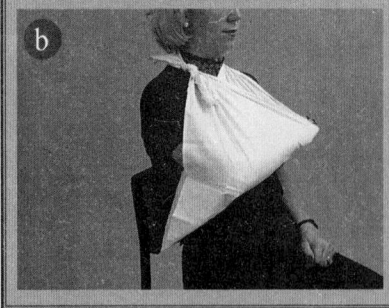

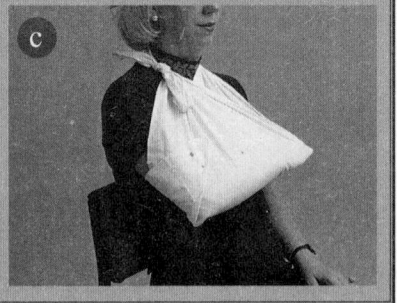

托臂悬带

当伤者手部流血或者肩膀、胸部等受伤时，可以使用这种悬带。

如何使用托臂悬带

1. 第一步和使用普通手臂悬带相同，不过手抬得更高。2. 将一个展开的三角绷带覆盖在前臂上，底边超出手指尖约10厘米长度。绷带顶端覆盖住肘部并留下足够大的面积（a）。3. 轻轻地将绷带一条直角边放在前臂、肘部和手的下方。将另一个末端经过受伤一侧的肘部和脖子，绕到未受伤的肩膀上，并固定在合适的位置（b）。4. 轻轻地拉出覆盖在伤者受伤一侧手指上的绷带末端，在锁骨位置将两个末端打个方结系在一起。5. 卷起手臂和悬带前面的绷带顶端（c）。6. 用别针等将其固定在手臂上部的悬带上（d）。

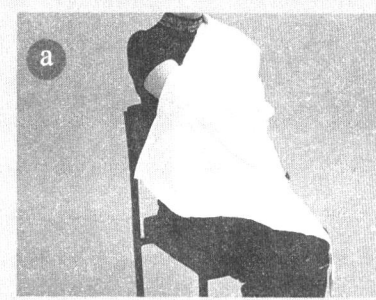
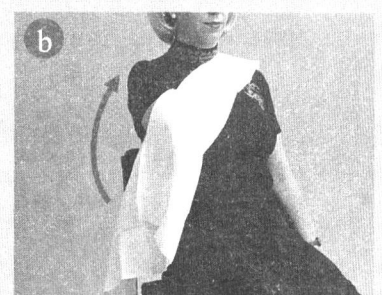
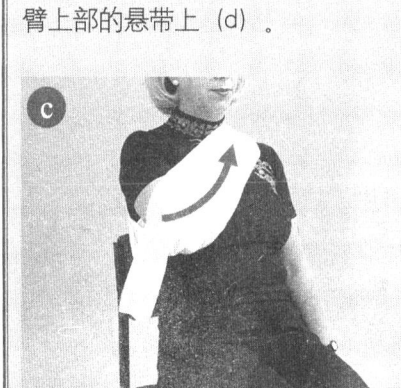
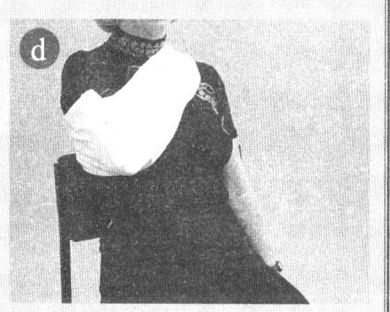